MÉMOIRE
PHILOSOPHIQUE
SUR LA RAGE.

ERRATA.

		Page.	Ligne.
Lisez :	animal	1re	11.
	identique	4	28.
	angoisses	5	24.
	fit	9	21.
	diversus	11	22.
	Marcellus-Donatus	11	5.
	hydrophobie	11	35.
	œsophage	13	15.
	impénétrable	13	23.
	davantage	14	22.
	anti-expérimentale	14	23.
	circulatoire	15	2.
	balencie	16	11.
	médicaux	20	19.
	hydrophobie	22	30.
	confirmatam	31	5.
	pourrait	34	11.
	intermittentes	34	33.
	altérations	34	34.
	embarrassées	28	20.
	sanguin	35	29.
	adynamique et ataxique	38	11.
	davantage	50	6.

MÉMOIRE
PHILOSOPHIQUE
SUR LA RAGE,

SUIVI DE

RÉFLEXIONS

RELATIVES

AUX PRÉJUGÉS DU PEUPLE VENDÉEN

SUR LA MÉDECINE;

PAR

P.-F. SAINT-GEORGES-RANSOL,

DU CHAMP-SAINT-PÈRE,

de l'arrondissement des Sables, département de la Vendée,

DOCTEUR EN MÉDECINE DE L'ÉCOLE DE MONTPELLIER.

> O Vendée, mon pays natal! quand sortiras-tu donc de l'ignorance si profonde où tu es encore plongée?....
>
> (MÉMOIRE, page 76).

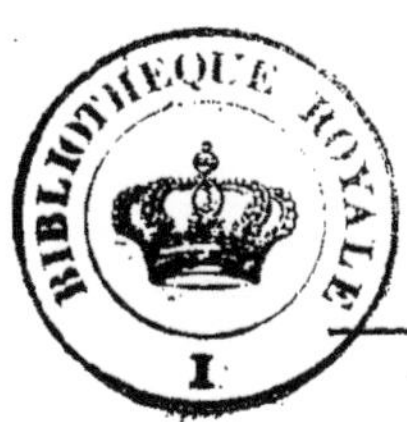

BOURBON-VENDÉE,

IMPRIMERIE DE C.-L. IVONNET,

PLACE ROYALE.

M DCCC XXXIII.

AU VÉNÉRABLE NESTOR

DE LA MÉDECINE VENDÉENNE,

AU PRATICIEN DISTINGUÉ,

à M. Morand,

DE LUÇON.

Vous fûtes le véritable ami de mon excellent père, dont le souvenir rouvre souvent les vieilles plaies de mon cœur; vous m'avez accordé cette douce amitié qui vous unissait à l'auteur de mes jours; permettez qu'afin de vous témoigner une bien faible marque de ma reconnaissance pour une faveur à laquelle j'ai été si sensible, je place votre respectable nom à la tête de ce premier fruit de mes travaux cliniques.

P.-F. SAINT-GEORGES-RANSOL,

D. M. M.

Préface.

Dans ce mémoire, après avoir décrit une observation d'hydrophobie communiquée, j'ai pour but d'exposer des idées générales sur l'histoire de la rage, sa distinction en spontanée et en communiquée, sa cause prochaine, ses causes occasionnelles, ses périodes, son pronostic, les lésions cadavériques qu'elle laisse après ses ravages, enfin sur son traitement. Je terminerai cet écrit par des réflexions sur les dangers de la crédulité populaire dans les devins de village, qui est si commune dans la Vendée et les autres départemens de l'Ouest, encore plongés dans les ténèbres de l'ignorance.

OBSERVATION
D'UN
CAS DE RAGE.

C'est au milieu de l'émotion la plus vive et la plus profonde que je prends la plume pour tracer l'histoire d'un cas de rage qui a conduit en peu de jours au tombeau une jeune fille du bourg de Saint-Cyr-en-Talmondais, âgée de dix-huit ans.

Le 11 décembre 1832, sur les 11 heures de la nuit, qui se trouvait éclairée par les rayons lunaires, la fille Boutevilain ouvrit la porte de la cuisine qui donne sur la grande route des Sables à Luçon. A peine fut-elle dehors, qu'un animal, qui avait la forme d'un chien ou d'un loup, la saisit à l'extrémité inférieure de la jambe gauche, et lui fit, à deux pouces au-dessus des malléoles, deux plaies, l'une située à la partie interne, et l'autre à la partie externe de ce membre, présentant chacune une largeur de deux pouces environ, avec la lésion seule du système dermoïde. Elle eut beaucoup de peine à s'arracher des dents meurtrières de l'animal; cependant, avec l'aide d'une de ses sœurs, elle rentra dans la maison. Les blessures rendirent une assez grande quantité de sang; la nuit se passa à étancher l'hémorrhagie. Le lendemain, au lieu d'appeler un médecin, les parens de cette fille la transportèrent dans une charrette à Dompierre, distant de huit lieues, pour la faire traiter par un devin dont la famille, d'après la croyance vulgaire, jouit depuis long-temps de la réputation d'arrêter l'action du virus rabifique, et même de guérir la rage dans ses deux premiers accès. Après le traitement qui lui fut administré, elle retourna chez elle avec la ferme conviction d'être à jamais garantie des suites fatales des morsures qu'elle avait éprouvées, si le chien se trouvait atteint d'hydrophobie. Les plaies furent pansées avec un onguent composé de beurre et de cire; la suppuration fut toujours de mauvaise nature et sanguinolente; l'une des deux blessures parut cicatrisée quatre jours avant l'explosion des phénomènes morbides qui la firent rouvrir. Jusqu'au 11 janvier elle vaqua aux occupations du ménage avec sa gaîté ordinaire, sans avoir la moindre inquiétude sur l'avenir, et parlant souvent de ses plaies avec la certitude que l'animal n'était pas enragé.

Tel fut son état moral et physique jusqu'au lendemain 12, jour funeste où les symptômes précurseurs de l'affreuse maladie se dessinèrent d'une manière trop forte pour n'être pas reconnus. Continuellement taciturne, plongée dans une somnolence inquiète, cherchant la solitude et l'obscurité, elle ne prit pour toute nourriture qu'une cuillerée de soupe, et qu'un peu d'eau qu'elle avalait avec beaucoup de répugnance. Tout annonçait le développement des phénomènes qui constituent la rage; la nuit fut très-agitée, sans qu'elle parlât de chien ou qu'elle se servît d'expressions qui fissent présumer qu'elle se crût atteinte de l'hydrophobie communiquée.

Le 13, cette maladie ne tarda pas à se montrer avec tout le cortége de ses caractères pathognomoniques, tels que mouvemens convulsifs très-fréquens dans la face, la région laryngée, les extrémités supérieures et inférieures, difficulté extrême de déglutition qui ne lui permit de prendre que trois cuillerées de soupe, et de petits morceaux de maspin pendant toute la journée, le sentiment de suffocation ou de strangulation, lorsqu'elle voulait avaler des liquides dont le seul aspect excitait des convulsions très-fortes. La nuit se passa sans sommeil, au milieu de la plus grande agitation nerveuse, sans qu'elle eût l'idée de sortir de son lit, ou de se jeter sur qui que ce soit.

Le 14, sur les huit heures du matin, je fus appelé auprès d'elle. D'après le récit que le frère de cette fille me fit de son état et des morsures qui lui avaient été faites par un animal inconnu, je déclarai que la rage était réellement parvenue à son apogée, et que mon ministère serait tout-à-fait inutile, puisque jusqu'à ce jour l'hydrophobie contagieuse et bien confirmée est regardée comme au-dessus des ressources thérapeutiques, malgré les tentatives sans nombre qu'on a faites pour découvrir une méthode sûre, soit spécifique, soit rationnelle.

Arrivé sur les dix heures auprès de la malade, je la trouvai dans la position suivante : mouvemens spasmodiques dans tous les membres, surtout aux mâchoires, dont la contraction m'empêcha d'examiner le dessous de la langue, que j'eusse été bien aise d'observer avec attention, d'après la remarque de quelques médecins modernes. Face allumée, yeux hagards, brillans et ne peignant point la fureur, mais un état de mélancolie, les facultés intellectuelles dans une intégrité parfaite, mobilité continuelle de la langue, très-rouge sur les bords, avec crachotement, sentiment d'étranglement comme si elle avait eu dans le gosier un maton, qui était son expression pour faire connaître la gène extrême qu'elle éprouvait, oppression bien marquée dans la région sternale du thorax, avec respiration laborieuse et comme haletante. Lui ayant présenté de l'eau dans une cuillerée à café, elle ne put en supporter la vue, et me pria avec instance de la laisser tranquille. Dans ce moment l'état spasmodique des muscles du cou, du visage, de la poitrine, augmenta; les régions abdominales étaient contractées, avec des envies fréquentes d'uriner et d'aller à la selle. Lorsque je lui demandai quelle était la partie qui lui faisait le plus de mal elle me répondit que c'était la gorge, où elle ressentait une chaleur brûlante et un poids qui semblait comprimer le pharynx et le larynx; les substances solides pas plus que les liquides ne pouvaient être introduites par la bouche; ce qu'il y a de surprenant, c'est qu'elle n'a jamais eu la moindre idée d'être affectée de la maladie que les animaux enragés communiquent; elle disait aux assistans de n'avoir point peur d'elle, et qu'elle ne voulait faire aucun mal. Les plaies, de couleur brunâtre, étaient toutes les deux ouvertes, et ne rendaient qu'une matière sanieuse, rougeatre et fétide; le pouls petit, serré, tel qu'on l'observe dans les affections nerveuses portées à un haut dégré, et n'indiquant point un état fébril; la peau chaude ou froide, d'après les accès convulsifs; la lumière qu'elle cherchait à éviter, et des courans d'air, étaient suffisans pour déterminer des spasmes.

Voilà l'ensemble des symptômes que cette fille, bien digne de pitié pour avoir été victime des erreurs populaires, m'a présentés lorsque je me trouvai auprès d'elle. Que faire dans un pareil cas, lorsqu'il est constaté par l'expérience de tous les siècles écoulés jusqu'à nous, que la thérapeutique médicale est tout-à-fait nulle pour combattre avec succès une maladie aussi épouvantable et aussi douloureuse? Cependant pouvais-je être auprès de cette jeune fille sans employer des moyens qui pussent ranimer dans son âme quelque lueur d'une vaine espérance? Il n'existe aujourd'hui aucun remède qui ait la vertu de détruire, d'une manière spécifique, le virus rabique, quoi qu'en aient dit les sectateurs de l'irritation identiques dans toutes les affections morbides, qui se sont follement parés du titre de physiologistes, comme si dans tous les temps les médecins praticiens et théoriciens n'avaient pas appliqué les principes de la physiologie à la pathologie, puisque les maladies ne sont qu'un dérangement ou un trouble plus ou moins grand de l'état physiologique de nos organes, des forces vitales qui les animent, et des fonctions qu'ils sont destinés à remplir pour la conservation de notre existence.

Je pensai que je devais me borner à une médecine symptomatique, fondée sur l'appréciation des différens élémens pathologiques, pour me servir du langage du grand Barthez et de sa fameuse école (1). C'est ce que dans les écrits si profonds de Montpellier on appelle méthode analytique. La rougeur de la face, la jeunesse et le tempérament sanguin de la malade, la difficulté de respirer, une chaleur et un resserrement insupportables dans le gosier, indiquaient d'une manière très-évidente l'application de la saignée, que je fis à la quantité de dix à douze onces de sang, épais, très-noir, et sortant avec peine de la veine, qui, cependant, avait été ouverte dans tout son diamètre.

Il ne suffisait pas d'empêcher l'engorgement sanguin du pharynx, du cerveau, des poumons, etc., etc.; il était nécessaire d'employer, par la voie des lavemens, les anti-spasmodiques les plus énergiques, et portés à une haute dose pour apaiser, s'il eut été possible, l'éréthisme et le désordre effrayans de tout le système nerveux. N'ayant point sous la main ces moyens thérapeutiques, j'envoyai les chercher dans une ville voisine, mais, il était trop tard, la mort avait prononcé son arrêt irrévocable. Cette malheureuse fille, au milieu des angoises les plus cuisantes, termina, sur les trois heures de l'après midi, sa carrière, dans un âge où les plaisirs les plus naturels et les plus tendres nous attachent de plus eu plus à la jouissance de la vie.

Telle est l'observation clinique qui servira de fondement à ce mémoire médico-philosophique, sur la rage animale et humaine.

---

(1) Voir la fin. Première note.

Je n'ai jamais eu l'ambition de devenir auteur; si j'en eusse été tourmenté, depuis long-temps j'eusse livré à l'impression des mémoires, peut-être intéressans, qui eussent été les fruits de mon expérience et de la lecture réfléchie des plus grands observateurs. Depuis que j'étais sorti de l'école célèbre du midi, j'avais déposé ma plume clinique, (1) pour ne la reprendre jamais, sans l'évènement si pitoyable qui vient d'avoir lieu au bourg de Saint-Cyr. Il faut l'avouer, et j'éprouve souvent ce sentiment: le début sur le théâtre médical ou littéraire est toujours pénible, par la crainte que nos premiers écrits ne soient pas accueillis d'une manière favorable, par un public si inconstant, et quelquefois si injuste dans ses jugemens. Aujourd'hui, me dépouillant des scrupules de l'amour propre, je laisse couler librement mes idées sur le papier, pour tracer un tableau général de la rage, et combattre les préjugés populaires sur la médecine. Puisse ce travail, que l'amour seul pour la conservation de mes semblables m'engage à mettre au jour, mériter l'approbation des hommes les plus éclairés dans l'art de guérir! leurs suffrages, si j'ai le bonheur de les obtenir, m'encourageront à être utile par de nouveaux ouvrages, non seulement à la science que j'étudie depuis quatorze ans avec une espèce d'enthousiasme, mais encore au pays où j'ouvris les yeux à la lumière.

---

(1) Ce fut en 1822 que je soutins à Montpellier une thèse des plus éloquentes et des plus philosophiques sur la clinique. Ce premier fruit de mes études médicales me valut, je puis le dire sans aucune vanité, les suffrages universels de la faculté, les éloges les plus flatteurs, ainsi que les encouragemens les plus vifs, que je me rappellerai avec un nouveau plaisir pendant toute ma vie. A Montpellier, les élèves distingués regardent comme un honneur de présenter une dissertation remarquable, et même souvent un ouvrage ex-professo.

Déroulons une matière pleine d'intérêt pour les régions occidentales de la France.

La rage, la plus redoutable et la plus effrayante de toutes les maladies qui puissent affliger l'espèce humaine, a dû exister dans tous les temps, puis qu'elle est naturelle à des animaux dont les races sont aussi anciennes que le globe. Malgré le silence des écrits hippocratiques sur l'affection rabique, on doit penser qu'elle a été connue dès la plus haute antiquité; peut-être en était-il fait mention dans des ouvrages que le temps a dévorés dans sa course, qui emporte à la fois les rois et les peuples (1)? Combien de connaissances, regardées aujourd'hui comme nouvelles, ont été détruites et pulvérisées par l'incendie de la bibliothèque d'Alexandrie? Il a fallu, que comme l'extravaguant Eraste, qui brûla un des plus beaux temples de la Grèce, pour transmettre à la postérité un nom couvert d'opprobre, un général musulman égaré par l'ignorance et le fanatisme religieux ait livré aux flammes les travaux scientifiques de tous les siècles écoulés depuis l'origine du monde. En étudiant l'histoire avec réflexion, n'est-on pas frappé d'étonnement mêlé de douleur, lorsqu'on lit que les cités les plus opulentes, telles que Tyr, Carthage, Babylone, Thèbes aux cent portes, Palmyre, illustrée par le courage héroïque et malheureux de la reine Zénobie, Troye, qui lutta pendant dix ans contre les grecs conjurés, offrent à peine au voyageur quelques monceaux de ruines, et même souvent aucune trace de leur existence passée, où il puisse s'asseoir pour méditer sur la fragilité des choses terrestres et le bouleversement des empires?

En ouvrant les annales de la médecine, on voit que la rage fut observée par Asclépiade, qui, sous l'impuissant rival du fier vainqueur des gaules (2), s'acquit une colossale renommée

(1) Voir à la fin. Deuxième note.

(2) Si je voulais établir un parallèle entre quatre grands capitaines, je dirais que Bonaparte ressembla à Jules César, et Moreau à Pompée.

dans la capitale de l'univers. Ce médecin, qui appliqua à la pathologie les rêves d'Epicure sur la formation des êtres, porta au plus haut dégré le charlatanisme, puisqu'il disait que pour être très-habile dans l'art de guérir, il fallait jouir d'une santé florissante; sans doute la nature lui avait accordé une constitution robuste qui le mettait à l'abri de nos misères physiques; moins audacieux que Paracelse, qui parut plus tard, il n'osa pas se promettre une chimérique immortalité; doué d'une brillante éloquence, il captiva promptement la confiance des romains, et, entraîné par les écarts de l'imagination, il foula aux pieds les sages préceptes de Cos, pour fonder une théorie pathologique sur le rapprochement ou l'écartement des atomes organiques dont la doctrine donna naissance au système des méthodistes. Son disciple Artorius, dont les écrits ne nous sont point parvenus, Aristhomène, Gajus, tous les deux sortis de l'école d'Alexandrie qui, après le décès d'Hippocrate, devint la métropole de la science médicale, OEudème, Soranus, élèves de Thémison, Rufus, qui s'était distingué par ses connaissances anatomiques, qu'il avait puisées dans une longue dissection des singes, Magnus d'Ephèse, voilà autant de médecins à qui la maladie dont je traite fut connue sous le nom d'hydrophobie. L'on doit penser que le fameux Galien, qui exerça à Rome sous Marc-Aurèle, et qui posséda tout ce qui avait été écrit avant lui sur les maladies et les systèmes, en a parlé dans ses ouvrages. Celse et Aurélianus, historiens de la médecine grecque et romaine, Arétée, l'un des premiers peintres de l'homme malade, ont tracé dans leurs écrits les tableaux les plus frappans de l'affection hydrophobique. Franchissons ces temps de déplorable mémoire, qui marquèrent la destruction de l'empire romain par l'invasion de ces hordes de Huns, de Goths et de Vandales qui, comme des torrens impétueux que rien ne peut arrêter, sortirent des forêts boréales, pour subjuguer et anéantir, par le fer et le feu, les peuples civilisés. L'Italie, qui avait été le théâtre des connaissances humaines fut ensevelie dans un état de barbarie sous la domination des Goths et des Lombards. Heureusement les révolutions si sanglantes, qui s'opérèrent dans l'Asie par le glaive des farouches sectateurs de Mahomet, furent la cause de la renaissance des sciences et des lettres dans l'Europe. Les grecs, dépositaires des manuscrits des plus grands écrivains de l'antiquité, se réfugièrent sous le beau ciel où jadis avaient paru, avec tant d'éclat, Cicéron, Tacite, Virgile, Horace, et y portèrent le goût de l'instruction.

Qui le croirait? malgré l'ignorance et les dévastations des Sarasins, il y eut parmi eux des hommes qui cultivèrent avec succès la médecine. Avicenne, Averrohès, etc., donnèrent une haute réputation à l'université de Tolède, qui devint comme la mère des autres écoles européennes. Ces médecins, qui furent les serviles adorateurs des œuvres galéniques, décrivirent la rage. Rhazès, que l'on peut appeler le prince de la médecine arabe, recommandait le cautère actuel pour détruire le virus rabique. A mesure que l'étude de la littérature ancienne se répandit dans l'Italie, l'amour pour l'observation clinique fit des progrès. Enfin parut le seizième siècle, qui fut une nouvelle ère pour le développement des facultés intellectuelles; alors l'esprit humain, comme étouffé par un respect aveugle pour les œuvres d'Aristote, de Galien, des Arabes, s'abandonna à ses propres forces, rompit les liens qui semblaient l'enchaîner, et se livra lui-même à la contemplation des phénomènes que présentent les affections pathologiques qui pèsent sur les faibles humains; Bacon, par ses excellentes méthodes de raisonnement, exerça une grande influence sur cette révolution si mémorable. Les idées indépendantes que professa Luther contre l'autorité absolue et l'avarice insatiable des souverains pontifes, contribuèrent beaucoup aux recherches scientifiques (1),

(1) Voir la fin de l'ouvrage. Note troisième.

chacun voulut raisonner, et ne plus être l'esclave de quelques écrivains dont le règne n'avait été que trop long et que trop despotique. Fernel, Houllier, Duret, Rivière de Montpellier, imprimèrent à l'art de guérir une marche vigoureuse qui lui fit faire des pas gigantesques.

A cette époque, tout-à-fait marquante dans les fastes médicaux, Vallériola, professeur très-réputé à Turin, étudia avec soin la maladie qui succède aux morsures des animaux hydrophobes. Depuis lui, une foule d'écrits n'a cessé de paraître sur une matière aussi sérieuse, presque tous les auteurs en ont parlé. Dans le siècle dernier, Andry écrivit un ouvrage complet sur la rage; Vanswieten, dans ses commentaires sur Boërrhaave, en exposa une histoire des plus savantes et des plus exactes. Le fondateur de la nosologie, Sauvages mérita une couronne académique pour une dissertation sur ce sujet. Portal, qui vient de terminer une vie séculaire que de nombreux écrits ont rendue si glorieuse, fit paraître un livre plein d'érudition, et fort intéressant sous tous les rapports. Je ne parlerai pas des notes de Bosquillon sur Cullen, des traités de Fréderic Bader, de Jacques Miale à Philadelphie, de John Hunter, Thomas Arnold en Angleterre, et de Valentin Hildenbrand en Allemagne. Telle est une exposition bien concise des travaux historiques concernant la rage, dans les temps antiques et modernes. (1)

(1) Il m'est impossible d'en dire d'avantage sur l'histoire de cette maladie, qui a été le sujet d'une foule d'ouvrages. N'ayant qu'une centaine de volumes, tant dans les lettres que dans la médecine, et fort éloigné du théâtre des sciences, je ne puis étaler une immense érudition qui serait fort de mon goût, surtout lorsqu'il s'agit d'approfondir une maladie. Rien ne donne autant de solidité et d'éclat à nos pensées, qu'une profonde et vaste érudition. Si j'avais à ma disposition beaucoup de livres, je citerais tous les auteurs qui auraient écrit sur la matière dont je traiterais; rien ne me serait plus agréable que de combattre les fausses théories, comme de défendre celles qui reposent sur l'observation. Ne pouvant me procurer un pareil avantage, il faut que je me contente des vastes lectures que je fis à Angers en 1818,

Maintenant se présente une question importante à résoudre, et qui a été soutenue d'une manière affirmative par les autorités les plus imposantes. « Cette maladie est-elle naturelle à l'homme ? » Tous les médecins de l'antiquité, tels que Galien, Cœlius Aurelianus, Aëtius, Marcellus, Donatus, Aretée, etc., etc., dans le siècle dernier Boërrhaave, Vanswieten, Sauvages, et de notre temps Pinel, crurent qu'elle pouvait être spontanée, et lui donnèrent le nom d'hydrophobie, qui signifie aversion des liquides, symptôme pathognomonique de l'affection rabique, communiquée par des morsures. Malgré la vénération que je professe et que je professerai toujours pour des auteurs aussi recommandables, qui furent les lumières médicales de l'époque qui les vit naître, je suis convaincu qu'ils sont tombés dans l'erreur, et qu'ils ont confondu, dans une seule, deux maladies qui, quoiqu'elles aient de grands rapports entre elles, sont tout-à-fait distinctes par la cause qui les produit ou qui les fait éclore ; l'horreur de l'eau se manifeste dans le cours des névroses, telles que l'hystérie, l'épilepsie, la manie, la catalepsie, etc., etc., au milieu des fièvres dites malignes, nerveuses ou ataxiques, d'après le langage actuel. Sarcone en observa des exemples dans l'épidémie qui fit tant de ravages à Naples en 1764. Schenlsius, Salmuth, Salius-Dieversus, Malpichi, l'illustre commentateur des aphorismes Boërrhaavïens, en ont déposé des histoires curieuses dans les archives de la science. L'hydrophobie spontanée est si différente de la rage canine, que la première maladie est curable, comme il est prouvé par beaucoup de faits authentiques (1), tandis que la seconde,

pendant mon cours de philosophie, et à Montpellier, depuis 1819 jusqu'en 1822. Heureusement ma mémoire est assez exacte, et me fournit une foule d'idées, lorsque j'ai la plume à la main. Jusqu'à ce jour je n'ai pu lire que les pages si éloquentes, si profondes, si fécondes en idées, du grand livre de la nature malade.

(1) Sarcone a cité des cas de guérison d'ydrophobie dans le cours des

bien confirmée, ne l'est pas, sauf des cas fort rares, qui peut-être n'ont été inventés que pour faire honneur à ceux qui les ont transmis. Lorsqu'on voit les praticiens les plus célèbres, et connus par une bonne foi irrécusable, faire l'aveu qu'ils n'ont jamais pu guérir la rage bien déclarée, on peut bien, sans être taxé d'incrédulité, douter de la vérité des observations de guérison d'une maladie aussi épouvantable, qui, jusqu'à ce jour, a fait le désespoir des hommes de l'art les plus expérimentés. D'après le témoignage des auteurs les plus respectables, je puis affirmer que l'hydrophobie communiquée est incurable, lorsque le virus a fait explosion, tandis que celle qui se montre sans contagion, à la suite de passions violentes ou d'affections nerveuses les plus vives, soit aigues, soit chroniques, est susceptible d'être traitée avec succès; d'ailleurs il n'y a aucun fait qui prouve que l'hydrophobie humaine spontanée ait été communiquée à d'autres personnes. Malpichi rapporte qu'une femme devint hydrophobe pour avoir été mordue par sa fille, atteinte d'un accès épileptique. Cette observation, bien loin de prouver la spontanéité de la rage, est une preuve que l'hydrophobie en est bien distincte, puisque la fille, n'étant qu'épileptique, ne pouvait communiquer une maladie qu'elle n'avait pas. La mère, par une frayeur assez naturelle, fût frappée d'une névrose accompagnée de l'horreur des liquides. Voilà la véritable interprétation d'un fait cité dans presque tous les ouvrages, pour soutenir la spontanéité de l'affection rabique dans notre espèce. Ainsi, d'après toutes ces réflexions, je pense qu'il est logique de conclure qu'il existe, entre ces deux maladies, des différences

---

fièvres malignes qu'il observa. M. Andral en rapporte un exemple dans son excellente clinique médicale. J'en ai vu un cas dans le cours d'une fièvre cérébrale, purement nerveuse, qui a été guérie par les bains tièdes et les anti-spasmodiques. Je pourrai donner ailleurs l'histoire complète d'une maladie aussi grave, qui se termina de la manière la plus heureuse.

trop évidentes, pour qu'on puisse les regarder comme identiques ou dépendantes d'un même vice morbifique. Portal, Tissot, au milieu de leur doute, ont paru partager le sentiment que je viens d'exposer (1). Feu M. Fages, de l'école méridionale, penchait beaucoup pour cette distinction qui semble fondée sur des preuves inébranlables; comme tous les praticiens les plus fameux, il regardait la rage comme inévitablement mortelle, lorsqu'elle est bien déclarée. Sur cinq personnes qu'il eut occasion de voir avec les symptômes rabiques, dans le cours de sa longue et profonde expérience, aucune ne put être sauvée, elles moururent dans l'espace de trois à quatre jours (2).

L'hydrophobie spontanée n'est qu'une affection nerveuse, fixée principalement sur les organes de la respiration et ceux du tube digestif, comme l'estomac, l'œsaphage, le pharynx, tandis que la rage animale dépend d'un virus spécifique qui altère la salive au point de la rendre contagieuse, par la morsure, ou par son application sur des parties privées d'épiderme, où les vaisseaux absorbans jouissent d'une plus grande activité; il en est de la cause prochaine ou essentielle de la maladie rabique, comme des vices varioleux, morbilleux, scarlatineux, cancereux, goutteux, vénérien, cholérique indien, pestilentiel, etc., etc. Jusqu'à ce jour sa nature physique est enveloppée d'un voile impénérable; nous ne pouvons juger son existence comme celle des autres virus que je viens d'énumérer, que par son mode de propagation et les phénomènes morbides qu'elle présente. La secte anatomique qui, pendant plusieurs années, n'a voulu croire qu'à ce qu'elle découvrait sur le cadavre avec le scalpel à la main,

---

(1) Ces auteurs disent que la rage spontanée est fort rare chez l'homme. On voit qu'ils penchaient pour l'opinion que je soutiens. Bosquillon nie que l'homme soit susceptible d'être atteint spontanément de la rage des animaux.

(2) A la fin. Note quatrième.

a jugé comme chimériques les causes primitives de certaines maladies, et les a confondues sous le nom vague et insignifiant d'irritation inflammatoire, pour simplifier au plus haut dégré la pathologie, et faire de son étude un pur amusement. Le véritable observateur, qui croit avec raison que l'anatomie pathologique est le plus souvent insuffisante pour nous faire connaître les causes des symptômes qu'on observe dans le cours des maladies, ne peut que rire de pitié, lorsqu'il voit que des médecins veulent nier des vérités immuables. L'existence matérielle d'un vice *sui generis*, producteur de la rage, n'est malheureusement que trop vraie, puisqu'il est trop fréquent de voir les individus blessés par des chiens hydrophobes, périr plus ou moins tard au milieu des douleurs les plus atroces, malgré les secours le mieux administrés. Je ne m'arrêterai pas à combattre les paradoxes si nombreux et si absurdes des partisans de la nouvelle doctrine, que l'on ne peut le plus souvent regarder, en médecine clinique, que comme un tissu d'hypothèses insoutenables, et qui ne méritent pas la peine d'être refutées. Voyons-nous les plaies les plus graves, produites par des armes à feu ou des corps tranchans et piquans, être suivies des symptômes qui constituent la rage? Pourquoi en dire d'avantage sur une erreur aussi palpable et aussi anti-expérimantale ?

D'après les médecins les plus modernes, il parait que la salive est le seul véhicule qui puisse transmettre le vice rabifique. Jadis on pensait que le sang, la chair des animaux enragés, étaient susceptibles de le communiquer. Cependant on cite que des enfans, sans avoir été atteints d'hydrophobie, ont été nourris avec le lait de vaches qui succombèrent à cette terrible maladie; on a même mangé impunément les viandes de cochons et de bœufs qui en avaient été victimes. Des chirurgiens, en disséquant les personnes mortes de la rage, se sont blessé les mains, sans courir le moindre danger. Quelle que soit l'authenticité de tous ces faits, il n'y a aucun doute que le vice morbide, avant de parvenir aux glandes salivaires, a traversé le torrent circutatoire, et qu'il a dû infecter plus ou moins le fluide sanguin qui, en fournissant des principes nutritifs à tous les organes, doit leur communiquer une partie du virus. Malgré les observations qui tendent à prouver que les chairs, le lait et le sang des animaux ne l'ont pas transmis, je suis persuadé que dans l'intérêt de la société il est utile et même nécessaire d'empêcher la vente de ceux qui ont péri d'hydrophobie, et que les anatomistes feront bien de prendre des précautions lors de la dissection des cadavres N'a-t-on pas remarqué que les corps des enragés entrent promptement en putréfaction? Tout annonce donc que le virus rabifique produit une altération profonde dans la masse des humeurs, et qu'il ne borne pas son action délétère sur les fluides de la bouche. Il en est sans doute du mode de contagion de l'affection rabienne, comme de celui de tous les autres virus, qui ont plus d'affinité pour tel fluide que pour tel autre. La peste de Marseille, que Deidier et Chicoyneau ne regardèrent que comme épidémique, après beaucoup d'expériences sur les chiens auxquels ils firent dévorer les entrailles des pestiférés, devient contagieuse d'une manière indubitable par le pus des bubons. Un docteur anglais, trop zélé et trop téméraire expérimentateur, voulut imiter le courageux et prudent Desgenettes, en s'inoculant la matière purulente de la peste. Il ne tarda pas à payer, par le trépas, un essai aussi irréfléchi. C'est surtout par la suppuration et les croûtes des boutons, que la variole est susceptible de se propager d'un individu à un autre, comme le prouve l'inoculation, qui alluma une guerre si vive entre Dehaën et Tissot, ou plutôt dans tout le monde médical. Ainsi il serait possible que la rage ne se communiquât que par la salive, comme l'on dit Portal et le médecin de Lausane, qui sont du plus grand poids en pareille matière, tandis que le savant commentateur du professeur d'Edimbourg nie que ce soit un moyen de contagion. Il y a trop de faits incontestables qui limitent en faveur de la première opinion, pour s'attacher à combattre la seconde, qui n'est qu'hypothétique, et tout-à-fait contraire à l'expérience de tous les temps et de tous les jours. L'histoire de ce vieillard qui embrassa ses enfans avant de rendre le dernier soupir, et les infecta de l'hydrophobie, est une preuve irrécusable que la salive, appliquée sur les lèvres, rendit les enfans victimes de la tendresse paternelle. L'haleine brûlante et chargée de vapeurs salivaires doit être soigneusement évitée, quoi qu'en ait dit le docteur Blancie. (Revue médicale 1825). Auprès des hydrophobes, le médecin doit prendre les plus grandes précautions pour ne point s'exposer à faire des expériences sur lui-même.

Après avoir montré que le virus rabique est tout-à-fait inconnu dans son essence comme celui de la vérole, et qu'il est réellement contagieux par la salive, je dois examiner les causes occasionnelles qui contribuent le plus à le développer et à le faire éclater. Cette maladie se déclare dans toutes les saisons de l'année. Depuis dix ans j'ai cru remarquer qu'elle était plus commune pendant les froids rigoureux, et au milieu des chaleurs de l'été, que dans le printemps et l'automne. C'est un fait d'observation vulgaire qui se trouve réellement fondée. L'hiver doit disposer les loups à la rage, parceque les animaux qui ont coutume de leur servir de nourriture, et qu'ils surprennent dans les bois, les prairies, les pâtis et les parcs, se trouvent retirés dans les étables. La faim insatiable qu'ils ne peuvent assouvir est peut-être l'un des principaux stimulus qui donnent naissance à une affection si affreuse et si redoutable. Ne trouvant plus dans les forêts de quoi satisfaire leur voracité, ils errent dans les campagnes, autour des métairies, se jettent sur les chiens gardiataires, les mordent et leur communiquent la rage qui les tourmente; aussi suis-je porté à penser que dans nos contrées la plupart des chiens qui sont atteints d'hydrophobie n'en sont affectés que par contagion, puisqu'il est positif que ce sont les sentinelles des troupeaux et des fermes qui enragent le plus fréquemment. C'est pour cela que les habitans des Alpes et des Pyrénées redoutent beaucoup l'époque où les montagnes sont couvertes de neige; alors des bandes de loups, ne pouvant plus y vivre, abandonnent les bois pour trouver nourriture dans les villages et les métairies écartées; c'est le temps de l'année où ils voient le plus de chiens enragés. Tout tendrait donc à faire croire que les défenseurs des bestiaux et de nos maisons sont beaucoup moins exposés à être atteints d'hydrophobie, que la race carnassière qui habite les forêts. Quoique des voyageurs prétendent que dans l'Amérique méridionale le chien n'est pas susceptible d'avoir l'affection rabique, il est incontestable qu'au milieu de nos climats la rage est très fréquente pendant les ardeurs étouffantes de la saison estivale; aussi est-elle moins souvent observée en France qu'en Italie et en Espagne. Si les températures trop froide et trop chaude exercent une véritable influence sur la production du virus rabique dans les loups et les chiens, des chairs putréfiées, comme celles des brebis, des bêtes à cornes ou des chevaux, etc., etc., que l'on a l'imprudence d'abandonner en plein air, au lieu de les ensevelir profondement dans la terre, et qui sont mangées avec avidité par ces animaux, ne sont-elles pas propres à porter dans le sang des principes putrides qui irritent le système nerveux et déterminent, dans la salive, cette dépravation inconnue qui communique la rage? La négligence impardonnable que les habitans des campagnes, et surtout la classe métayère, mettent à inhumer les animaux qu'ils perdent, est peut-être l'une des causes les plus puissantes de l'hydrophobie canine spontanée. Les autorités civiles ne sauraient être trop rigides pour punir une violation si périlleuse de l'hygiène publique; c'est à elles qu'il appartient de faire cesser des abus si fréquens, et qui peuvent avoir les conséquences les plus funestes pour la salubrité générale. Malgré les expériences faites à l'école d'Alfort, pour prouver que les viandes réduites à la putréfaction ne font point naître le vice rabifique, il n'est pas moins vrai de dire qu'elles doivent être considérées comme l'une des causes occasionnelles de cette maladie; Valentin Hildenbrand, qui a exprimé des opinions particulières sur son étiologie et sa thérapeutique, pensait que la chaleur vénérienne était très-propre à faire dégénérer le fluide salivaire, d'autant plus que le chien ne suant jamais, les humeurs se portent à la bouche en plus grande quantité chez lui que chez un autre. Si cette théorie était fondée, la rage devrait être surtout observée au printemps, ce qui n'est pas dutout, puisqu'à l'époque des neiges les loups y sont très-exposés. Comme en médecine, il vaut mieux s'en rapporter aux résultats de la saine observation de tous les temps, qu'à des théories plus ou moins ingénieuses, il est certain que l'air trop froid ou trop bouillant, et les débris corrompus de cadavres qu'on laisse se décomposer sur la surface du sol, sont autant de causes qui influent d'une manière réelle sur les organes et les fluides, pour faire éclater la rage animale.

Examinons les symptômes qui distinguent l'affection rabique de toute autre maladie. De tous les animaux, le loup et le chien sont ceux qui, le plus ordinairement, deviennent hydrophobes; le chat, le renard, sont susceptibles d'être atteints de la rage spontanée; on dit même que le cheval, le bœuf et le cochon, peuvent y être naturellement sujets. Il n'y a aucun doute que, par contagion, ils en sont affectés, mais il n'existe pas de faits qui prouvent qu'ils l'aient été spontanément. Comme le chien est toujours sous nos yeux, et qu'il habite avec nous, c'est sur lui qu'on peut le mieux étudier les phénomènes caractéristiques, et les différentes périodes d'une maladie qui répand la terreur et la consternation dans les villes et les campagnes; il est bien heureux pour la société que tous les chiens que l'on dit être enragés ne le sont pas, parceque les cas d'hydrophobie humaine communiquée seraient beaucoup plus nombreux; cependant, il est toujours prudent de se défier d'un animal qui mord, sans être excité ni attaqué. Lorsque le virus rabique commence à exercer son activité si délétère, et qui a des suites effrayantes, le chien devient triste, morose, recherche la solitude, l'obscurité, fuit tous ceux qui l'approchent, et repousse tout aliment, ainsi que toute boisson; sa queue est appliquée entre les jambes, sa tête baissée, ses oreilles pendantes, ses yeux comme éteints, sa marche chancelante; à mesure que la rage fait des progrès, il gronde; sa voix, lorsqu'il aboie, est rauque, la respiration haletante, les yeux sont rouges, hagards et étincelans, sa gueule béante et pleine d'écume. Transporté par le venin qui l'embrase, il méconnait tout le monde, jusqu'à son maître, dont il a l'habitude de fuir la maison; tantôt il s'arrête, tantôt il court vite, se jette sur tout ce qu'il voit, ne suit aucune route directe, et semble ne marcher qu'au gré du hasard; souvent au bout de trente heures, les convulsions les plus violentes mettent fin à une maladie aussi cruelle.

Quand un chien présente les symptômes que je viens de tracer, il n'y a aucun doute qu'il est enragé, et qu'il est nécessaire de le détruire; à son aspect les autres chiens, guidés par l'instinct de la conservation, paraissent, dit-on, reculer d'épouvante, et cherchent à éviter sa fureur, qui éclate dans les regards, et que la mort seule peut éteindre. On a proposé de lui jeter un morceau de viande bien préparée; s'il s'en éloigne, c'est une preuve, disait M. Fages, qu'il est hydrophobe, et que les morsures qu'il a faites peuvent être suivies de l'affection rabique. Quand l'animal suspect a été tué, ou qu'il a succombé à la violence de son mal, pour avoir la conviction qu'il était réellement enragé, des auteurs recommandent de couper une portion des muscles, et de l'offrir à des chiens; s'ils fuient avec un sentiment d'horreur, exprimé par des aboiemens; il est presque certain qu'il y avait hydrophobie; Portal disait, avec raison, qu'il est plus sûr de s'en assurer en frottant la gueule du chien mort avec un morceau de pain ou de chair. Est-il refusé? c'est un signe que la salive est infectée du vice rabifique. Lorsqu'il est dévoré, c'est d'attacher ou de renfermer l'animal sur lequel on a fait l'expérience, pendant un temps assez long; dans le cas où le fluide salivaire est empoisonné, la rage ne tardera pas à se déclarer, comme il arriva au chat dont parle Portal.

Heureusement les morsures d'un animal enragé ne sont pas toujours dangereuses par leurs suites; lorsque les dents ont percé des vêtemens un peu épais, il arrive que la rage ne se manifeste pas, parceque la salive est restée dans les habillemens. C'est pour cela qu'on voit que de plusieurs personnes blessées par le même chien, les unes sans traitement sont exemptes de l'affection rabique, tandis que d'autres, qui ont employé les secours médicanx, en sont frappées. Le nombre des chiens hydrophobes serait sans doute plus grand, sans les poils qui garnissent leur peau, et dans lesquels s'imbibe le fluide salivaire. Cette maladie est chaque jour si commune, qu'on ne saurait prendre trop de précautions pour en garantir la société; aussi le nom de chien gâté est abhorré par le peuple; aussitôt que cette nouvelle se répand, comme par un mouvement électrique tous les habitans des villages prennent leurs armes et tout ce qui leur tombe sous la main, pour poursuivre et détruire un animal aussi dangereux. Dans une pareille circonstance, le devoir des magistrats chargés de veiller à la sécurité publique, devient très-grave. Ils doivent prendre les informations les plus exactes sur l'état physique du chien qui a passé dans la contrée, sur les animaux avec lesquels il a pu se battre; pour prévenir de nouveaux accidens, ils doivent faire exécuter la loi dans toute sa rigueur, en faisant tuer les chiens qui ont été réellement blessés, ou en les faisant attacher pendant au moins quarante jours. On se contente souvent de leur faire placer au cou un morceau de bois plus ou moins lourd; ce moyen est très-insuffisant, parceque l'animal peut marcher, courir même, s'éloigner des habitations, devenir enragé, et commettre d'autant plus de mal, qu'on se méfie moins de lui. Il faut l'avouer, dans les campagnes la loi est rarement appliquée à une chose qui touche de si près aux intérêts les plus chers de l'humanité; il y a eu et il y aura toujours des négligences bien fatales en police médicale, parce qu'il est souvent impossible de placer à la tête des communes des hommes qui, par leurs lumières et leur influence sociale, peuvent éclairer le peuple et obtenir l'exécution entière des lois. C'est aux ministres du culte qu'il appartient de seconder les sages conseils des autorités, ou d'y suppléer; il est indubitable que leur voix pastorale aurait la plus haute influence sur l'esprit des paysans, qui ont beaucoup moins de confiance dans un homme instruit, que dans un individu qu'ils appellent devin ou sorcier, qui est pour eux un oracle comme sacré.

Je m'abstiendrai de décrire la rage du chat, qui se trouvant continuellement dans nos maisons, et souvent caressé par les enfans, peut facilement la transmettre sans qu'on en ait la moindre défiance. Aussi y a-t il eu bien des victimes d'une sécurité aussi aveugle? Cet animal, étant sujet à l'hydrophobie spontanée, on doit sans cesse le surveiller, surtout aux époques où il y a des animaux atteints de l'affection rabique. La rage du chat est la même que celle du chien. Lorsque, malgré sa gourmandise si naturelle, il ne mange pas, même le lait, son aliment favori, ou qu'il ne se présente plus dans les cuisines, dont le séjour lui est fort agréable, il faut s'en défaire, autrement il y a à craindre que des enfans surtout en soient mordus.

En ne considérant la rage humaine que comme communiquée, il était nécessaire que j'exposasse d'abord les caractères pathognomoniques de l'hydrophobie canine, qui est le plus souvent propagée à l'homme. Les symptômes rabiques, dans notre espèce, ont beaucoup de ressemblance avec ceux des animaux, si l'on excepte cette envie démesurée de déchirer, de mordre, qui les tourmente sans cesse, et est suivie de tant de malheurs. Sauvages avait bien remarqué que l'hydrophobie chez l'homme, par contagion, est moins intense, moins furieuse que celle du chien ou du loup. Il semblerait que le venin rabique, en passant dans notre sang, perdît de son énergie. La marche de la rage humaine présente trois périodes bien distinctes. Autrefois on ne la divisait qu'en deux, que l'on appelait mue et blanche; je pense qu'il est plus exact de la diviser en trois temps :

La première période, qui est celle d'incubation, n'a point de durée fixe; elle est plus ou moins longue, selon le tempérament, l'âge, le moral des individus, et la position des blessures. Lorsque les plaies sont fixées au cou ou à la face, l'explosion de l'affection rabique est beaucoup plus prompte que si elles avaient été aux extrémités inférieures, parceque le venin morbifique est rapidement porté aux glandes, dont il détériore la salive; aussi a-t-on vu des personnes mordues au visage, devenir hydrophobes au bout de trois à quatre jours? Les morsures situées dans une pareille partie, doivent inspirer au médecin éclairé, ainsi qu'aux parens, les craintes les plus vives. Il y a à-redouter que le vice de la maladie ait passé jusqu'au système glandulaire, avant qu'on ait eu le temps d'employer les moyens que l'art fournit pour le détruire. Il arrive souvent que l'ydrophobie ne se déclare qu'au bout de trente à quarante jours, depuis l'évènement fatal; d'autres fois plusieurs mois s'écoulent avant qu'elle se manifeste; on a vu des cas où elle n'a paru qu'après deux, trois et même dix ans. L'imagination joue un grand rôle sur le développement rapide de cette effroyable maladie. Sauvages rapporte qu'un paysan mordu depuis cinq mois, et parfaitement guéri de ses plaies, était occupé à cultiver son champ, lorsqu'un individu lui dit qu'on pouvait devenir enragé après plus d'un an; cet imprudent n'eut pas plutôt fini sa conversation, que l'autre quitta son ouvrage, se rendit chez lui hors d'haleine, et se dit perdu en arrivant; ce n'était que trop vrai: il périt en peu de jours. Un autre fait cité par Chirac prouve combien le moral contribue à faire éclater la rage. Deux enfans d'un négociant de Montpellier furent blessés par un chien; l'un d'eux partit peu de jours après pour la Hollande, où il resta dix ans; son frère mourut au bout de quarante jours. L'aîné, après une si longue absence, revint voir ses dieux pénates: une personne, sans doute bien ignorante, lui dit que son frère avait succombé à la rage; ce jeune homme, à qui sa famille avait toujours caché la cause véritable de la mort, fut, dans la nuit même, saisi des symptômes rabiques, et ne tarda pas à descendre dans la tombe. Ces deux observations suffisent pour prouver qu'une imagination frappée de cette maladie dispose à avancer son explosion. Quoi qu'il en soit de la vérité de ce fait, et de plusieurs cas d'hydrophobie, qui n'ont paru qu'au bout de douze et quinze ans, d'après les rapports de médecins recommandables, il serait très-déplacé, et même barbare, d'en donner connaissance à ceux qui ont eu le malheur d'être mordus par un animal hydrophobe, ce serait leur porter le poignard dans le cœur, en entretenant sans cesse dans leur âme une inquiétude qui remplirait d'amertume le reste de leur existence, et qui ne tendrait qu'à produire l'hydrophobie nerveuse, dans le cas où le virus eût été réellement anéanti par les remèdes. Bien loin d'agir ainsi, l'on doit les raffermir contre l'avenir, leur ôter toute idée qu'après une époque déterminée, ils puissent courir des risques; plus leur esprit sera calme, plus le succès des médicamens sera assuré.

Sansdoute il est bien étonnant qu'un vice morbide demeure confondu aussi long-temps dans la masse des fluides, et excite nos organes, avant de déterminer les symptômes qui caractérisent son existence. Un séjour aussi caché et aussi prolongé est inexplicable; les lumières de la physiologie sont tout-à-fait insuffisantes pour en donner une raison plausible; le temps d'incubation, qui est si variée, et quelquefois si longue, dépend de l'idiosyncrasie des individus, et de l'état de leurs humeurs, qui ont plus ou moins d'affinité avec le virus rabique. Ne voit on pas, lors des grandes épidémies atmosphériques ou contagieuses, beaucoup de personnes, même les plus délicates, en être préservées, tandis que des familles entières sont moissonnées? C'est ce qu'on observe lorsque la variole, la scarlatine, la peste, exercent leurs ravages. Depuis que le choléra indien a paru dans l'Europe, que de personnes placées au milieu des cholériques n'ont pas éprouvé la moindre altération dans leur bien-être physique, tandis que d'autres, malgré les précautions les plus hygiéniques, ont été foudroyées. Cette différence de tempéramens et de prédispositions aux maladies est trop vraie pour être contestée, et pour que je donne de nouveaux éclaircissemens. Dans toutes les affections dépendantes d'une cause spécifique, le temps où le virus semble couver dans le corps et demeurer inoffensif, varie d'après les individus; il en est ainsi de la vérole, de la rougeole, de la fièvre jaune, etc., etc.; quoiqu'Abel Roscius cite un cas de rage au bout de sept ans, que John Hunter dise qu'après dix-neuf mois on n'a rien à redouter, et que le fameux médecin de Pergame prétende qu'elle est susceptible de rester dans un état d'incubation pendant un an, et même au-delà, on peut dire, d'une manière générale, que le vice hydrophobique éclate dans l'espace de quarante jours, comme l'avaient remarqué OEgineta, Aetius, Vanswieten, et le premier nosologiste de l'Europe. La fille dont j'ai décrit l'histoire, et qui eut la faiblesse de se laisser entraîner par les avis si nuisibles de parens et de voisins trop crédules est devenue hydrophobe le 31me jour depuis les morsures. Malgré le traitement le plus méthodique, un praticien sage doit avoir des craintes jusqu'à ce que deux mois se soient écoulés, sans signes avant-coureurs de l'affection rabique (1); alors il a les plus grandes probabilités, et même une certitude morale, que le blessé se trouve hors de danger, et que les médicamens ont été couronnés de succès. Dans le cours de l'incubation de cette maladie, les fonctions naturelles, vitales et cérébrales sont tout-à-fait intègres. Souvent rien n'annonce que l'individu soit infecté d'un venin qui ne tardera pas à faire sentir son effrayante influence; cependant il arrive que des personnes qui se trouvent dans une position si fâcheuse, au milieu des apparences de la santé la plus florissante, éprouvent des rêves fatiguans; il leur semble quelque fois voir l'animal qui les a mordues.

Enfin, malgré l'incrédulité de M. Broussais, et de sa petite secte si fière de porter le beau surnom de physiologique, sans être pathologiste, il faut que le virus qui circule dans les fluides, sans causer de trouble, se livre à son activité si grave et si mortelle. La plaie résultat de la morsure s'enflamme, avec des élancemens qui s'étendent dans le trajet des nerfs, et ne rend qu'une matière à la fois sanguinolente et fétide: sa couleur est d'un brun noirâtre; si elle est fermée, elle s'ouvre quelque fois, même au bout d'un an, ou du moins devient très-douloureuse, comme l'observèrent le digne disciple de l'immortel professeur de Leyde, Cœlius Aurelianus, Salius Diversus, Schenkius, etc., etc. L'action vénéneuse de la maladie ne se borne pas à la partie blessée, elle est générale.

(1) Il peut se faire que le venin rabique ait passé dans le sang avant que les remèdes aient été employés; d'ailleurs il y a des plaies si profondes et si larges, qu'il est impossible d'être sûr d'avoir détruit entièrement le venin rabique. D'après une grande quantité de faits, si le virus n'a pas été anéanti, les phénomènes de la rage ont coutume de se déclarer vers le 40e jour depuis l'accident.

Il y a lassitude, lenteur, pesanteur dans tout le système moteur, un besoin irrésistible de repos, dégoût de tout aliment, même le plus propre à exciter l'appétit; le cerveau tombe souvent dans l'assoupissement; le malade recherche la solitude, les ténèbres, et paraît plongé dans la plus sombre mélancolie; les liquides, et même les substances solides, ne pénètrent dans le pharynx qu'avec difficulté, et au milieu de quelques mouvemens convulsifs; le sommeil devient inquiet et agité par des songes plus ou moins pénibles; tout le facies présente un état de souffrance morale et physique bien difficile à dépeindre. Telle est la seconde période de la rage communiquée à l'espèce humaine. Lorsqu'un médecin est appelé à cette époque, il ne doit jamais méconnaître que l'affection hydrophobique a éclaté, et qu'elle va faire de nouveaux progrès qui conduiront le malade infailliblement dans le séjour du néant des grandeurs mondaines. Certes, les symptômes de cette période sont pitoyables; malheureusement ils s'accroissent avec rapidité pour être effrayans; les yeux sont brillans, comme égarés, exprimant tantôt une espèce de fureur, tantôt la tristesse, la langue sèche, rouge, la soif insatiable, comme celle de Tantale qui ne pouvait être apaisée au milieu des ondes; les lèvres couvertes de salive, qui est sans cesse lancée à une certaine distance, et dont on doit beaucoup garantir la bouche et les parties du corps dépouillées de l'épiderme, les mâchoires serrées par un état spasmodique, il y a sentiment de constriction inexprimable du pharynx, du larynx, avec impossibilité d'avaler des nourritures solides, et surtout les boissons, dont la seule vue excite des convulsions générales, et force le malade de se détourner ou de se cacher sous les couvertures. Cette excitabilité nerveuse spéciale n'est pas seulement fixée sur l'organe pharyngien, mais universelle, puisque les yeux ne peuvent supporter l'aspect des liquides ou de corps luisans, tels que des miroirs, sans que tout le genre nerveux soit frappé de mouvemens spasmodiques les plus violens et les plus douloureux; les nerfs optiques sont vivement irrités par l'impression de la lumière, ceux de l'ouie souffrent du moindre bruit ou des courans d'air; la plus légère sensation suffit pour déterminer des mouvemens convulsifs dans tous les membres, dans toute la face, les régions du cou, de la poitrine et de l'abdomen; il existe un resserrement des plus pénibles à la partie sternale du thorax, avec respiration laborieuse, et comme annonçant un état de suffocation; par la difficulté que les colonnes aériennes éprouvent à entrer dans le larynx et les bronches, la parole est entrecoupée, gémissante ou sanglotante; tous les muscles abdominaux sont fortement contractés, avec des envies fréquentes d'uriner ou d'expulser des selles; l'estomac éprouve quelquefois des vomissemens. Le pouls petit, concentré, dur, n'indique point l'exaltation fébrile, d'après la remarque de Vaughan, qui n'observa jamais la fièvre dans cette maladie; cependant par l'inflammation consécutive des organes internes, la chaleur fébrile peut se développer, comme l'ont vu plusieurs médecins dignes de foi. Les facultés intellectuelles sont le plus souvent intègres, jusqu'à ce que le délire annonce une fin très-prochaine; il y a insomnie perpétuelle, priapisme dans l'homme, et satyriasis chez la femme.

Quoique le désir de mordre n'ait pas lieu chez beaucoup de personnes, il arrive que des malades en sont tourmentés. Haguenot, l'un des professeurs qui ont le plus honoré la faculté du Languedoc, rapporte qu'un homme au milieu des accès disait que, s'il le pouvait, il mordrait à belles dents un régiment tout entier. Comme cette passion effrénée de faire du mal peut saisir les hydrophobes, et les porter à se jeter sur ceux qui les environnent, il est nécessaire de les surveiller et de les attacher fortement, s'ils paraissent faire des menaces, ou qu'ils veuillent sortir de leur lit. Heureusement les malades, qui ont coutume de conserver la pureté de la raison, au milieu même des exacerbations, avertissent leurs parens, leurs amis et tous les assistans, de se retirer, pour qu'il ne leur en mésarrive. La fille Boutevilain, quoi qu'elle fût sans liens, n'a jamais manifesté l'envie de faire des morsures, ou de s'élancer sur qui que ce soit.

Il est bien difficile, pour ne pas dire impossible, d'exprimer l'agitation, l'anxiété continuelles des malheureux atteints de cette maladie; pour s'en faire une juste idée, il faut avoir contemplé ces momens terribles, où les systèmes nerveux et musculaire sont bouleversés par les convulsions, et avoir entendu les cris plaintifs des malades au milieu des douleurs les plus aigues. C'est un spectacle bien déplorable, et tout-à-fait susceptible d'arracher des larmes à toute âme sensible, d'autant plus que les secours médicaux sont nuls pour calmer un trouble aussi général et des souffrances les plus atroces. Il est heureux que la vie s'épuise avec promptitude par les commotions si continues, si profondes des principaux viscères de l'économie, et que la mort, dans deux, trois ou quatre jours au plus, a coutume de terminer une scène de symptômes aussi dignes de compassion, et accompagnés de tourmens les plus insupportables. Le délire, des sueurs froides, l'anéantissement du pouls, l'altération des traits, une respiration des plus embarassées, annoncent que la faulx du trépas est suspendue sur la tête du patient, et qu'il sera rapidement moissonné, pour qu'il trouve dans le sein de la terre un repos bien préférable à une existence aussi cruelle.

Ce n'est qu'au milieu des souvenirs les plus amers, et qu'avec un sentiment intérieur bien déchirant, que j'ai tracé la marche naturelle de l'affection rabique. Pourrais-je trouver quelque adoucissement en exposant le jugement que l'on doit porter sur les conséquences de l'application du virus sur nos parties, et de son développement? Dans toutes les affections morbides, on ne manque pas de demander quelles en seront les suites heureuses ou fâcheuses. Il est assez juste que les malades, et les parens intéressés à leur salut, s'informent des résultats des moyens thérapeutiques qui sont mis en usage pour combattre les symptômes; il y a bien des cas, surtout dans les maladies aigues, où le praticien éclairé doit suspendre son avis sur le dénoûment, ou dumoins avouer ses doutes avec sincérité. S'il existe un état maladif, où un pronostic favorable et certain est difficile, et même souvent impossible, c'est principalement dans la rage; il doit nécessairement varier d'après l'aspect des morsures, et les périodes si différentes qu'elle offre à l'observateur; plus les plaies sont nombreuses, larges, profondes, fixées au cou, au visage, ou bien dans les petites articulations du métatarse ou du métacarpe, plus il y a à redouter que les ressources de l'art soient insuffisantes, parceque, dans les blessures de la face, le vice rabique infecte rapidement les glandes salivaires, et que l'on ne peut appliquer avec sûreté les caustiques ou le cautère actuel, dans les plaies qui ont pénétré très-avant dans les tissus organiques, comme les muscles, les ligamens, etc., etc. Les solutions de Continuité ne sont-elles que superficielles, ou placées sous des vêtemens que les dents de l'animal ont traversés avant d'offenser la peau? Il y a presque certitude, si l'on est appelé peu après l'accident, que le blessé ne courra aucun risque, lorsque les plaies seront bien brulées, et qu'on aura soin d'entretenir long-temps la suppuration après la chute des escarrhes. L'expérience journalière prouve que le virus morbifique a été anéanti avec le feu recommandé par tous les médecins de l'antiquité. Quand au contraire les plaies datent depuis plusieurs heures ou de quelques jours, on ne peut avoir que des craintes très-vives sur les suites des morsures, parcequ'il est croyable qu'une portion de la cause si subtile de la rage a pu être absorbée, et que tous les remèdes locaux, ainsi que généraux, seront inutiles pour empêcher qu'elle ne se manifeste plus ou moins tard. La jeunesse, le tempérament sanguin ou nerveux, un caractère bouillant, sujet à des passions fortes, et porté à la mélancolie, doivent influer beaucoup sur le pronostic; les personnes douées de ces qualités morales et physiques sont peut-être plus disposées que d'autres à l'explosion rapide des phénomènes rabiques; aussi la fille de St-Cyr, qui a été enlevée en si peu de temps à la jouissance de la vie, avait une constitution pléthorique. Plus l'individu a le sang ardent ou les nerfs irritables, plus le virus de cette maladie doit sansdoute agir avec promptitude sur des organes si susceptibles d'être excités; cela est très-probable. Cette maladie est-elle confirmée? on doit pronostiquer la mort, rien que la mort, malgré les faits si rares qui sembleraient attester sa guérison dans la deuxième période. Helmontius dit avoir vu un vieillard qui, devenu hydrophobe pour avoir été blessé par un chien, fut guéri par une immersion assez prolongée dans les eaux de la mer. Dans les transactions philosophiques on lit l'histoire de deux enfans qui guérirent de plusieurs accès de rage canine; Portal cite un cas où il parvint à arrêter les symptômes d'hydrophobie (1). Voilà autant d'observations qui, si elles sont vraies, prouveraient qu'il peut exister quelque lueur d'espérance, lors même que l'horreur des liquides a paru; mais ces exceptions si éparses, et peut-être les seules dans les annales médicales, ne suffisent pas pour détruire ce

(1) Je ne puis m'empêcher de citer ici une observation qui a été conservée par tradition dans le pays, et qui m'a été souvent rapportée par des personnes éclairées et respectables. Feu M. Verat, curé aux Moutiers-les-mauxfaits, fut mordu par un petit chien qu'il caressait; ses plaies, qui étaient légères, et fixées à une main, se cicatrisèrent; au bout d'un certain temps, il eut les symptômes hydrophobiques. Ayant appelé le savant et profond docteur Bardin, du petit village de Curzon, qui rouvrit les plaies, employa le mercure et autres remèdes, il fut parfaitement guéri. Ce fait, s'il est vrai, est grave et curieux à conserver. Je n'ai pu trouver de traces de cette belle cure dans les manuscrits de feu mon aïeul, dont je suis le dépositaire; ainsi je ne puis rien dire sur son authenticité.

principe : « la rage est incurable lorsqu'elle est déclarée ». C'est le sentiment de tous les auteurs les plus renommés, tant anciens que modernes; Salius Diversus s'exprimait en ces termes : « *abeo tempore citrà pertot sæcula nullam habuimus historiam attestantem coufirmatam rabiem sanatam fuisse* ». Tissot, dont l'imagination était aveuglée par les avantages si marqués qu'on a obtenus du mercure dans l'époque d'incubation, prétend que ce remède a été administré avec des succès héroïques, même dans la deuxième période. En médecine, il est nécessaire de ne pas se laisser séduire par l'opinion des médecins, même les plus célèbres, qui souvent soutiennent des hypothèses chaque jour contredites par l'expérience clinique.

Je devrais peut-être m'occuper de suite du traitement de cette affreuse maladie, dont le pronostic est toujours si affligeant, lorsqu'elle a éclaté; mais ne serait-il pas possible de découvrir, dans les cadavres, des altérations assez évidentes pour nous éclairer sur une bonne méthode curative? Dans le siècle où nous sommes, on affirme que les ouvertures des morts sont la véritable colonne de la pathologie, et que, sans une connaissance exacte des lésions cadavériques, on ne peut que se tromper sur l'étiologie, le diagnostic et la curation des infirmités humaines. Sans vouloir, dans ce moment, discuter à fond une pareille doctrine, fouillons les entrailles des personnes qui ont succombé à la rage; qu'y trouvons-nous, d'après les livres des anatomistes les plus remarquables, à peu près rien qui soit en rapport avec les symptômes si formidables qu'on a observés? L'illustre Rolfink se convainquit plusieurs fois qu'il n'existait pas d'inflammation au pharynx, que la bile était d'une couleur très-noire, la putréfaction très-prompte, le cerveau et les poumons souvent gorgés de sang. L'ancien et vénérable président de la nouvelle académie de médecine ne trouva des traces de phlogose de l'organe pharyngien et de l'œsophage, que sur un seul individu, parmi deux sujets qu'il eut occasion d'ouvrir. M. Laennec, de Nantes, dans une observation transmise en 1825 (1), Bosquillon, dans ses notes sur Cullen, n'aperçurent aucune lésion dans le canal membraneux qui sert de passage de la bouche au ventricule. Il est nullement surprenant que souvent ces premiers organes du tube digestif ne soient pas enflammés, puisque la fièvre n'a pas coutume d'accompagner la rage, d'après l'aveu des auteurs les plus recommandables de tous les temps et de tous les pays; si elle n'était que le résultat d'une phlogose pharyngienne, le mouvement fébril en serait sanscesse inséparable, comme il arrive dans toutes les pharyngites aigues, qui sont si communes dans la pratique. Il n'en est pas ainsi, malgré l'intensité des symptômes rabiques; cette maladie est donc autre chose qu'une phlogose, comme l'ont prétendu certains docteurs de nos jours, qui s'opiniâtrent à nier qu'une névrose soit essentiellement différente d'un état inflammatoire organique, et qui ont l'absurdité de ne reconnaître véritablement qu'une seule classe d'affections pathologiques. De pareilles erreurs ne peuvent être admises auprès du lit de la douleur, sans que les principes les plus solides de la thérapeutique soient renversés de fond en comble, et que le mot ART DE GUÉRIR soit à jamais rayé des ouvrages médicaux. N'en déplaise à M. Pleindoux (2), le jeune, médecin de Nismes, qui, pour avoir cru découvrir une inflammation du pharynx sur un individu de Beaucaire, emporté dans le tombeau par l'affection rabienne, crut qu'elle ne consistait que dans une pharyngite, qu'il nomme angine rabique! La rage communiquée est bien différente de la phlegmasie de cet organe. Ne sait-il pas encore que dans les phlogoses très-aigues du cerveau,

(1) Revue médicale.

(2) Revue médicale, année 1826. M. Pleindoux ne nie pas l'existence du virus rabique; je lui en fais mon compliment.

des poumons, du larynx, etc., etc., on trouve toujours des traces les plus marquées de l'état inflammatoire? le système encéphalique présente des adhérences avec l'arachnoïde devenue plus épaisse, les vaisseaux pleins de sang, des épanchemens séreux ou sanguins, et une altération spéciale de son parenchyme, que des auteurs ont nommée ramollissement; les viscères pulmonaires sont hépatisés, très-adhérents aux plèvres plus denses, et présentant entre leurs feuillets des quantités plus ou moins grandes de sérosité ou d'albumine. Dans la maladie que les anciens appelaient croup, et qu'un médecin de Tours a désignée de notre temps sous le nom de dyphtérite, pour avoir le plaisir de changer des termes et d'annoncer du nouveau, n'y a-t-il pas sans cesse des épaississemens et des rougeurs de la membrane qui tapisse l'intérieur du larynx et de la trachée artère? N'y trouve-t-on pas des lambeaux de cette fausse membrane que l'inflammation forme, et qui est la cause physique de la mort, par la suffocation qu'elle détermine, en interceptant la circulation de l'air atmosphérique dans les poumons, et en produisant une véritable asphyxie? J'en suis persuadé, le profond docteur Nismois n'a pas oublié toutes ces vérités, constatées par des dissections innombrables; cependant, entraîné, à l'exemple du professeur si savant du Val-de-Grâce, par le penchant de poser des dogmes sur des exceptions et non sur des masses d'observations authentiques, il n'a pas balancé de regarder la rage comme une pharyngite; certes elle peut être accompagnée de caractères inflammatoires, je n'en doute pas un instant, mais il n'est pas moins incontestable que les symptômes rabiques ont une ressemblance trop frappante avec les affections nerveuses, pour ne pas considérer cette maladie comme une névrose produite par un vice *sui generis* et inappréciable, si ce n'est par les phénomènes qu'il développe. D'ailleurs n'est-il pas vrai que c'est à cause de ces rapports si apparens que beaucoup de médecins ont confondu l'hydrophobie communiquée avec l'hydrophobie spontanée, qui n'est réellement que le résultat d'une lésion ou d'une altération particulière du système nerveux? Je le demande, dans les phlegmasies les plus compliquées du pharynx, voyons-nous cet éréthisme nerveux général qui inspire de l'effroi, et qui caractérise l'affection rabienne ? non. Avant d'avancer une théorie aussi hasardée, et contredite par l'observation séméïologique, et même anatomique, il eût dû savoir qu'avant lui, des hommes, sans doute beaucoup plus instruits, dépouillés de toute prévention, et guidés par le seul amour de la vérité, n'avaient pas découvert ce qu'il prétend avoir vu; ne pourait-il pas se faire qu'il n'eut aperçu que ce qui était déjà imprimé dans sa tête? Tous les sectateurs du Broussaissisme ne pouvant se figurer qu'il puisse exister d'autres maladies que des phlogoses sont toujours sûrs d'en trouver sur les lambeaux les plus désorganisés, lors même que rien ne les démontrerait aux esprits éclairés et sans système. Quoique M. Pleindoux eût réellement observé ce qu'il rapporte, serait-il en droit de dire que la rage n'est qu'une inflammation ? Ne sait-il pas, d'après les faits cliniques qui ne manquent pas dans une grande ville comme la sienne, qu'à la suite des violentes névroses établies sur un organe, il survient un afflux de sang par l'effet de l'irritation des nerfs de la partie affectée, et que ce mouvement fluxionnaire produit une phlegmasie consécutive, qui est nullement le premier fondement de la maladie. C'est ce qui n'est que trop souvent observé dans les excitations, d'abord purement nerveuses, telles que les insomnies, des vomissemens opiniâtres dans le froid des fièvres intermitentes, et des coliques les plus lancinantes, dont le traitement repose, dans le principe, sur les sédatifs et les opiacés. Aujourd'hui on confond tout: l'analyse médicale est comme anéantie. On ne veut juger les états pathologiques, si différens dans le cours de la même maladie, que par des altérations de tissus plus ou moins trompeuses, qui ne font qu'égarer le praticien, quand il veut en faire la base de ses connaissances.

Si l'hydrophobie communiquée n'était que d'une nature inflammatoire, d'après l'opinion des coryphées du prétendu physiologisme, qui ne croient pas à l'existence matérielle des virus que leur courte vue ne peut saisir, d'où vient qu'elle ne céderait pas aux anti-phlogistiques les plus énergiques, lorsque l'expérience nous prouve chaque jour que les phlogoses les plus intenses, fixées sur la masse cérébrale, l'un des foyers principaux de la sensibilité, sur les poumons, dont les fonctions sont indispensables à la conservation de la vie, sur le larynx, dont la moindre diminution dans le diamètre est suivie d'une suffocation souvent mortelle, comme on l'observe dans le croup, sont détruites par des saignées abondantes et les révulsifs rubéfians. Jusqu'à ce jour il n'y a aucun cas de guérison de la rage par les moyens qui réussissent si souvent dans le traitement des maladies que les nosologistes et tous les praticiens ont placées dans le genre des inflammations De notre temps on a porté la folle prétention de considérer l'anatomie pathologique comme la source la plus pure et la plus féconde pour faire connaître les causes, le diagnostic et les indications thérapeutiques. Que nous a-t-elle appris, je le dis avec franchise, sur le traitement curatif du cancer, des scrophules, de la rage, de la vérole, de la peste, de la fièvre jaune, du choléra indien, qui, monté sur le char de la mort, vient de dévaster toutes les régions du globe? à peu près rien du tout; ces maladies laissent, sans aucun doute, des traces plus ou moins apparentes dans les tissus organiques et dans les fluides sanguins, bilieux et lymphatique. Depuis qu'on a ouvert des milliers de cadavres, pour examiner toutes les lésions des solides et toutes les dépravations humorales, avons-nous été assez heureux de découvrir des méthodes curatives qui nous fissent vaincre des causes morbifiques qui plongent dans la douleur le médecin le plus expérimenté, et dépeuplent nos villes ainsi que nos campagnes? non. Depuis Hippocrate, on attend que le hasard nous favorise pour la découverte de remèdes sûrs, comme cela est arrivé pour le virus vénérien qui, pendant long-temps, fit le désespoir des malades, des hommes de l'art et de la société entière. Il est incontestable que les autopsies cadaveriques, si multipliées de notre temps, et qui conduisent aux inductions les plus erronées, sont souvent insuffisantes pour nous éclairer sur le véritable traitement, qui est le but principal et même unique de l'art médical. Quel médecin philanthrope n'a pas gémi sur l'incertitude, ou plutôt sur l'inutilité des médicamens connus jusqu'à ce jour, pour combattre, d'une manière favorable, ce miasme comme pestilentiel que des rapports commerciaux ou des courans d'air, tout-à-fait inexplicables, ont apporté des rives du Gange dans les contrées les plus glaciales de l'Europe et dans nos climats tempérés? Il faut l'avouer, la secte moderne, en ne fondant ses doctrines que sur l'examen des inflammations qui ne sont fréquemment que des conséquences des symptômes primitifs et essentiels des maladies, a rempli la pathologie, ainsi que la thérapeutique, d'hypothèses les plus graves et les plus nuisibles au genre humain. Si les sauvages du Pérou, guidés par des circonstances inconnues et imprévues, n'avaient pas reconnu la qualité spécifique du kina contre le type intermittent, même le plus pernicieux, on ne manquerait pas de déduire de l'examen des cadavres, qu'il faut traiter les fièvres estivales et automnales périodiques, par les anti-phlogistiques, parcequ'on aurait trouvé des rougeurs plus ou moins étendues sur la membrane veloutée, gastro-intestinale, ou des épanchemens séreux dans les viscères les plus importans, comme le cerveau, les poumons, etc., etc. Une telle induction serait non seulement déplacée, mais encore des plus contraires à la véritable méthode de traitement: ainsi, je le répète, l'anatomie pathologique égare très souvent le médecin systématique. Elle est sans doute très-utile, lorsqu'elle est cultivée par des hommes d'un génie supérieur, observateurs exacts des signes, des périodes qui constituent l'essence des maladies, pourvu qu'ils soient sans idée hypothétique. Autrement les ouvertures cadavériques, faites par des médecins qui n'ont dans la tête que bile ou inflammation, comme Stoll et Broussais, sont non seulement inutiles aux progrès de la science, mais encore entraînent les jeunes ainsi que les vieux praticiens à commettre les plus grandes fautes dans l'emploi des secours thérapeutiques. Sylvius de le Boë, doué de talens éminens, fondateur de la clinique moderne à l'école de Leyde, se livra avec beaucoup d'ardeur à l'examen des débris de la mort, comme le fait aujourd'hui l'auteur de la nouvelle doctrine, pour prouver la réalité des opinions qu'il professait sur l'origine et la curation des fièvres qui, d'après lui, dépendaient d'un excès d'acides ou d'alkalis répandus dans les fluides ou stagnans dans les organes digestifs; dans ses cours et ses amphithéâtres, il ne cessait de dire que ses théories étaient inébranlables, et que, dans l'intérieur des personnes mortes, il voyait toujours les humeurs dégénérées sur lesquelles il établissait sa pratique. Voilà une preuve irrécusable que rien n'est plus difficile que d'utiliser l'anatomie pathologique; comme je l'ai dit dans mon premier écrit sur la médecine (1), « ce moyen d'investigation exige une grande prudence dans » la manière d'interpréter ses résultats; il est facile de prendre » un effet de la maladie pour sa cause, il arrive souvent » que, pendant son cours, il s'établit des mouvemens fluxion- » naires sur une partie interne. Si le malade succombe, on » trouve un organe affecté; aussitôt on s'écrie: (le siége et » la cause de la maladie ne nous ont pas échappé). A com- » bien d'erreurs conduit une pareille méprise, qui est si » commune de nos jours! » (2)

(1) Thèse inaugurale, disc. sur la clinique, page 54, anatomie pathologique.

(2) Deux ouvrages marquans, que je n'ai pas lus, ont paru depuis dix

Bien loin d'être incrédule en fait d'autopsies humaines, j'en suis chaud partisan, mais à condition qu'elles soient faites sans système, et que les lésions qu'on remarque soient bien comparées avec la marche qu'ont suivie les maladies, depuis leur principe jusqu'au dernicr moment de la vie. D'ailleurs il existera long-temps, et sansdoute toujours, une grande lacune, de la plus haute importance, dans la connaissance des causes premières des affections aigues et chroniques, c'est l'appréciation exacte des altérations qu'éprouvent les fluides. M. Gaspard, docteur distingué de Saint-Etienne, est parvenu à produire les phénomènes des fièvres adynamiques et ataxiques, en injectant des matières putrides dans les veines des animaux. Ces expériences si intéressantes font présumer que ces fièvres peuvent provenir de la dépravation du sang par des principes délétères encore inconnus, d'après nos moyens d'investigation, soit anatomique, soit chimique. Mille faits prouvent donc que l'anatomie pathologique a souvent de très grandes limites pour expliquer l'intensité, la succession des symptômes, et nous révéler un excellent traitement (1).

Si les préjugés populaires ne s'y opposaient, je ne manquerais pas d'examiner, avec le plus grand soin, l'état des organes et des humeurs, à la suite des maladies graves qui

---

ans sur l'anatomie pathologique, l'un, par M. Ribes, mon ancien ami et condisciple, aujourd'hui professeur d'hygiène à Montpellier, l'autre, par M. Andral, professeur à Paris, qui nous a donné une excellente médecine clinique, dont je possède les deux premiers volumes. Sansdoute les deux autres valent les deux premiers, qui portent l'empreinte de la véritable observation clinique. Cet ouvrage fait honneur à l'école de Paris; c'est, je crois, le meilleur qui soit sorti depuis 16 ans des presses médicales de la capitale.

(1) Il est grand temps que la médecine soit retirée du bourbier systématique où l'a plongée le docteur Broussais. J'ai vu avec le plus grand plaisir qu'un excellent praticien, M. Cayol, ex-professeur de clinique à la charité de Paris, voulait lui imprimer un mouvement hippocratique, pour l'honneur et le perfectionnement de la médecine pratique en France.

ont été longues, ou foudroyantes. L'étude réfléchie des cadavres est indispensable pour résoudre beaucoup de questions importantes de médecine légale. Dans ces derniers temps, les autopsies des morts ont contribué à nous éclairer sur le diagnostic et le traitement des phlegmasies, gastro intestinales, aigues et chroniques. Mais au milieu des lumières qu'elles nous ont fournies, elles ont conduit à des erreurs pratiques. Depuis que l'excellente doctrine physiologique s'est répandue, n'arrive-t-il pas tous les jours que l'on confond des affections purement atoniques, nerveuses ou humorales du canal alimentaire, avec ses véritables inflammations? Après les innombrables ouvertures d'épileptiques, d'aliénés, faites par Lieutaud, Portal, Morgagni, et les auteurs de notre époque, est-on parvenu à découvrir une méthode plus sûre de guérir ces maladies qui jettent les familles dans le deuil, et inspirent tant de pitié au médecin désolé de voir ses remèdes inutiles? Ainsi dans les maladies qui dépendent d'une lésion primitive du système nerveux, l'autopsie cadavérique a peu contribué aux progrès de la thérapeutique. Malgré les services réels que le scalpel a rendus, dans plusieurs circonstances, pour le diagnostic et le traitement de certaines maladies, il est vrai de dire que ses recherches les plus minutieuses et les plus répétées ont été presque insignifiantes pour le perfectionnement de la thérapeutique des névroses essentielles, c'est-à-dire, sans lésion de tissu bien apparente, qui fasse expliquer les symptômes qu'elles ont présentées dans leur cours. Aujourd'hui, ne prend-on pas pour inflammations de la masse encéphalique et de ses membranes, des fièvres purement nerveuses, qui exigent surtout une méthode tempérante et anti-spasmodique, comme la plus propre à calmer l'irrégularité morbide des centres de la sensibilité physique et morale?

Je ne finirais pas, si je voulais prouver l'insuffisance de ce moyen d'investigation clinique, et les abus si dangereux qui en résultent. Revenons à l'affection rabienne, que j'ai perdue de vue pendant un instant. Comme je l'ai dit plus haut, l'œsophage, le pharynx, ont été trouvés intacts bien souvent par des médecins dont la bonne foi et les connaissances anatomiques ne peuvent être contestées. Les engorgemens sanguins du cerveau, des poumons, les vomissemens et une bile dégénérée, contenue dans le ventricule, avaient fait croire que la rage pouvait résider principalement dans ces viscères. Ces idées furent même soutenues dans les temps où les lois civiles et les préjugés du paganisme empêchaient la dissection du corps humain, lorsqu'il était privé de ses facultés vitales. Gajus, disciple d'Hérophile, plaçait l'hydrophobie dans les méninges, Artémidor de Sida, dans l'estomac. Au surplus, quelleque soit la variété de ces opinions et des phénomènes cadavériques, il est hors de doute que le poison rabique agit directement sur le pharynx, les glandes de la bouche, et déprave la salive au point de la rendre contagieuse par des morsures, ou son application sur les lèvres et des ulcères. La sensibilité excessive, si anormale du cerveau, des yeux, de l'ouie, l'irritabilité musculaire désordonnée et douloureuse, sont une preuve certaine que le vice morbide n'est pas seulement local, mais qu'il exerce son activité venimeuse sur tous les systèmes de l'organisme. Il en est ainsi du miasme pestilentiel qui, quoiqu'il paraisse avoir une prédilection pour les vaisseaux lymphatiques conglobés, est répandu dans la masse des humeurs, et agit d'une manière universelle, comme l'indiquent la dissolution sanguine, ainsi que la prostration complète des forces sensitives et motrices qui animent toute la machine humaine, et sans lesquelles la vie est impossible.

Les résultats de l'anatomie pathologique, qui seule eût pu nous éclairer sur le véritable siége de la rage, étant si différens et si contradictoires, les phénomènes maladifs, je le répète encore, ayant une parfaite analogie avec ceux de l'hystérie, de l'épilepsie, du tétanos, etc., etc., on peut conclure que le virus rabique a une action puissante et comme spéciale sur le genre nerveux, soit animal, soit organique, pour me servir des expressions de l'illustre physiologiste de Paris, qu'un décès trop prématuré enleva aux sciences médicales qu'il cultivait avec tant d'éclat, et dont il eût agrandi le domaine, si sa carrière n'eût pas été aussi passagère.

Comme de nouvelles découvertes sont sans cesse annoncées pour être quelque fois démenties dès le lendemain, il y a plusieurs années, Salvatori, Marchinetti, Xanthos, publièrent que le venin de la rage était déposé dans des pustules sublinguales, qu'ils appelèrent lysses Depuis que cette théorie fut connue, plusieurs médecins, qui ont eu occasion d'observer des cas d'hydrophobie communiquée, n'ont pas manqué d'examiner, avec la plus sévère attention, le dessous de la langue; malgré le désir le plus sincère de voir aussi bien qu'avaient vu les docteurs désignés ci-dessus, le plus souvent ils n'ont rien aperçu, tant sur le vivant que sur les cadavres. Ainsi, jusqu'à ce que des faits ultérieurs et nombreux viennent corroborer et attester, d'une manière positive, l'existence des lysses, on ne peut que rester dans un sage scepticisme, et faire des vœux pour que, si l'opinion de Salvatori venait à se confirmer, on parvienne à appliquer un traitement heureux, qui est encore à trouver, depuis que cette maladie a été l'objet des méditations de tous les médecins les plus renommés.

Tout-à-fait désespéré de ne pouvoir trouver dans les dissections les plus nombreuses, des lumières suffisantes pour établir des principes de thérapeutique qui, dans leur application, puissent être couronnés de succès, n'est-il pas nécessaire que je parcoure les fastes scientifiques pour connaître si le hasard et l'empirisme raisonné n'ont pas découvert des moyens qui soient utiles pour arrêter l'explosion de la rage humaine, ou bien pour la combattre victorieusement, lorsqu'elle se réveille à la suite d'un sommeil quelque fois si long et toujours si perfide? Après un travail aussi prolongé, je suis enfin arrivé à la partie la plus importante de la pathologie, puisque sans ses secours, la médecine n'est qu'un mot inventé pour bercer les malades et les mourans d'une frivole espérance, qui s'évanouit bientôt dans la nuit du cercueil. C'est dans la période d'incubation, que le médecin doit déployer toutes les ressources sanctionnées par l'expérience, comme les plus sûres pour annihiler le virus inoculé aux parties du corps par les morsures d'un animal hydrophobe. Heureusement une multitude de faits indubitables prouve que le feu, ou plutôt un fer rougi à blanc, appliqué sur les blessures, est un moyen, pour ainsi dire, infaillible pour anéantir la cause morbide, lorsqu'il est employé à temps, et qu'il peut brûler entièrement tous les tissus organiques qui ont été infectés (1). Si ce remède héroïque était appliquable dans tous les cas, on serait presque toujours certain d'empêcher les progrès de la contagion, mais il arrive que la plaie est trop profonde, qu'elle est placée sur une artère essentielle à conserver, ou bien sur un tronc nerveux, dont la destruction entraîne la paralysie du membre; alors l'action du feu, qu'on ne peut diriger que superficiellement, peut être inefficace pour la destruction radicale du venin rabifique. Pour suppléer au cautère actuel, dont l'aspect est souvent pénible pour les malades, on a recommandé la poudre à canon, les caustiques, tels que le beure d'antimoine, le sublimé corrosif, le nitrate d'argent, la potasse caustique, etc., etc. Tous ces remèdes ont des avantages, mais leur action est moins énergique et

(1) Aussitôt qu'on est rendu auprès des personnes mordues par un animal enragé, il faut laver les plaies avec de l'eau salée, laisser couler le sang, s'il y a un peu d'hémorrhagie; l'écoulement du sang peut entraîner une partie du virus. M. Fages préconisait beaucoup les ventouses pour pomper le venin. Portal recommande les sangsues pour dégorger les plaies. Si la blessure parait profonde, avec une ouverture étroite, il faut de suite la scarifier, pour qu'on puisse brûler complètement les parties infectées.

moins rapide qu'un fer rouge; aussi, toutes les fois que l'on veut cautériser, il mérite d'être préféré aux autres agens thérapeutiques qui ont aussi la propriété de détruire le virus, en corrodant et en frappant de gangrène les parties avec lesquelles ils sont en contact. L'emploi du feu remonte à une haute antiquité; il parait que Dioscoride fut le premier qui en fit usage, et qui en prôna les heureux résultats; depuis lui, il n'a cessé d'être suivi des plus brillans effets dans les cas favorables à son application. Tous les praticiens sans exception, et dont je n'ai pas besoin de désigner ici les noms, ont vanté les succès merveilleux qu'ils en ont obtenus dans une foule de circonstances. On peut donc le regarder comme le moyen le plus propre à étouffer la maladie dès son origine: il peut se faire que la dilacération, l'organisation tendineuse des parties, et la profondeur des plaies, s'opposent à son usage. Sauvages, et tous les médecins philantropes, n'ont pas balancé à conseiller l'amputation la plus prompte des organes lésés; ce conseil est fort grave, cependant je pense qu'il est humain de l'exécuter, pour prévenir une maladie essentiellement mortelle, et aussi atroce par les souffrances qu'elle excite. Par exemple, lorsque les dents du chien ou du loup ont traversé, de part en part, les carpes ou les tarses, ne vaudrait-il pas mieux enlever les membres, quoique fort utiles, plutôt que d'exposer les blessés à un trépas presque inévitable, quand les animaux sont reconnus véritablement atteints d'hydrophobie.

Voyant que le feu ne pouvait convenir à plusieurs blessures, les médecins cherchèrent s'il ne serait pas possible de neutraliser le poison si funeste de la rage, par d'autres médicamens que l'observation clinique a constatés comme très-propres à guérir des maladies qui dépendent de causes spécifiques. Cette analogie, qui est la source des plus grandes découvertes de la thérapeutique, et qui, par conséquent, contribue tant à l'avancement de la médecine pratique, donna l'idée de faire l'essai du mercure, si réputé comme anti-syphilitique, et qui, avant d'être le souverain remède des affections vénériennes, était employé contre la gale par les pasteurs des troupeaux. Ce métal, si remarquable par sa liquidité dans les entrailles de la terre, et qui est l'un des médicamens les plus précieux dans des maladies chroniques, quand il est administré par une main habile, fut très préconisé contre la rage, par Désault, médecin à Bordeaux; Astruc, Sauvages, lumières si brillantes de la médecine française dans le siècle qui vient de disparaître dans l'abyme des temps, Robert James, docteur anglais, en firent un grand éloge, et le regardèrent comme ayant la propriété d'empêcher le développement du virus rabique; les expériences pour fortifier l'efficacité de ce remède ne tardèrent pas à se multiplier; on ne parla que du mercure, comme préservatif certain de l'hydrophobie communiquée. Le frère du Choisel, appartenant à la société d'Escobar, si connue par sa franchise, et si bien peinte dans les lettres spirituelles de Pascal, cite trois cents cas de guérison par la méthode mercurielle. Quoi qu'il eût l'habit monastique, il ne faut pas cependant le croire sur parole; lors qu'une personne veut louer les vertus d'un médicament, à l'en croire, il n'a jamais manqué et guérit en toute circonstance. Le médecin philosophe, qui sait apprécier toutes ces vanteries, trop communes et trop fréquemment démenties au lit du malade, pèse à leur juste valeur de pareilles louanges d'un moyen thérapeutique qui a sans doute réussi dans des cas, et a échoué dans d'autres. Dans notre art, il ne faut rien exagérer ni adopter aveuglément tout ce qui se publie sur les merveilles qu'opèrent certains remèdes. Un pyrrhonisme éclairé est souvent nécessaire pour ne pas tomber dans les piéges du charlatanisme, toujours intéressé à répandre ses cures miraculeuses, pour se faire une renommée, et abuser le public pendant quelque temps; tous les jours, les journaux littéraires et politiques ne parlent-ils pas de médicamens nouveaux, qui sont regardés comme étonnans, par les nombreuses guérisons qu'ils produisent? Qu'arrive-t-il, lorsqu'un praticien judicieux et guidé par le seul amour de l'humanité veut s'en servir, c'est que tous ces spécifiques n'en ont que le nom, et nullement les propriétés? Ainsi, sans vouloir porter atteinte à la mémoire de ce disciple de Saint Ignace, qui à Pondichéry semblait avoir déserté les bannières du jésuitisme pour marcher sous les drapeaux du dieu d'Epidaure, il est permis de douter qu'il ait toujours traité des individus blessés par des animaux véritablement enragés. L'imprudent auteur de l'avis au peuple, qui ne craignit pas de propager parmi les gens du monde des connaissances qui, mal appliquées, deviennent très-dangereuses, était pénétré de la plus vive admiration pour les succès du mercure, qu'il regarde comme aussi utile contre la rage, qu'au traitement de la vérole. Tissot est à la vérité du plus grand poids en médecine pratique, mais n'a-t-il pas été trop facile dans sa comparaison? Ne s'est-il pas laissé entraîner par l'excellence de son cœur, si philantropique, et qui brûlait sans cesse pour les progrès de son art? L'illustre médecin de Lausane, l'un des plus grands praticiens de son temps, le digne émule et le sincère ami du célèbre Zimmerman, porta trop loin son enthousiasme pour les propriétés anti-rabiques du mercure. Bien des médecins l'ont employé sans avoir eu à s'en louer comme lui. Jusqu'à ce que de nouvelles observations viennent confirmer l'opinion de Tissot, on peut s'en servir, mais sans y avoir une confiance illimitée ou fanatique. Moreau, ancien chirurgien de l'Hôtel-Dieu de Paris, prétend n'avoir jamais manqué de prévenir l'action du vice rabique, par des frictions mercurielles sur les plaies. Ce sont autant de témoignages imposans qui prouvent que ce remède a une vertu pour empêcher les suites si fatales des morsures vénimeuses des animaux. Les médecins enthousiastes du mercure, comme moyen prophylactique de la maladie rabique, n'employaient-ils pas d'abord le fer brûlant ou les caustiques, avant de se servir de leur spécifique? Sans doute ils ne méprisaient pas l'expérience séculaire au point de négliger ces ressources jugées si utiles. Ne pouvait-il pas se faire que les succès, qu'ils attribuaient au mercure, n'étaient le plus souvent dûs qu'au feu, ou bien aux corrosifs? Il est bien croyable que le mercure n'a pas toujours réussi, puisqu'un chirurgien de Dijon, M. Roux, s'éleva avec énergie contre une erreur si généralement répandue. Il est probable que, dans sa pratique, il avait reconnu l'inutilité ainsi que les dangers des préparations mercurielles; Bosquillon pensait aussi qu'on ne peut les regarder comme préservatives. Quelle que soit la discordance des sentimens sur les qualités anti-hydrophobiques du mercure, il est bon, après avoir employé les moyens ci-dessus désignés, d'en faire usage avec modération. Il ne suffit pas qu'un remède soit prôné contre une maladie, mais il est indispensable de connaître son meilleur mode d'administration; lorsqu'on commença à employer le mercure, on tomba dans la faute qui eut des conséquences si funestes dans la curation de la syphilis; on crut qu'il était nécessaire d'expulser le virus rabique par la salive, puisque la nature a coutume de le diriger sur les glandes salivaires. En partant d'un principe aussi erroné, on porta les mercuriaux jusqu'à la salivation. Chicoyneau, médecin d'un mérite transcendant, qui, des bords de la petite rivière de l'Hérault, fut appelé à la cour pour conserver à la France les jours de l'héritier de la couronne, avait le premier combattu, avec force, l'ancienne manière d'administrer le mercure dans les affections vénériennes, et lui avait substitué une méthode bien plus inoffensive et aussi sûre, qu'il appelait méthode d'extinction, à cause des bains fréquens qui sont employés pendant les frictions. Il en fut ainsi de l'application du mercure comme sialagogue contre la rage; on reconnut promptement les abus de la salivation, qui épuisait les malades, et pouvait les conduire au marasme.

Le sage Portal disait qu'il est plus dangereux que favorable d'exciter le ptyalisme. Cette opinion, que j'approuve, a été partagée par tous les praticiens éclairés; aussi s'est-on contenté de frictionner à raison d'un gros par jour, les lèvres des plaies, pendant un mois environ, comme le conseillait Lassone, chirurgien très expérimenté de la capitale, qui prescrivait de temps en temps les purgatifs, pour obvier à la salivation. Si les glandes se trouvent irritées, c'est de diminuer et même de cesser l'onguent mercuriel, jusqu'à ce que le crachotement ait cessé. Tissot, grand admirateur de ce médicament, ne jugeait pas à propos de faire saliver, et préférait son emploi à l'extérieur qu'à l'intérieur. Comme les plaies sont les véritables foyers du vice rabifique, qui peut y séjourner quelque temps sans produire de ravages, et sans avoir été absorbé, tous les auteurs ont expressément recommandé d'entretenir la suppuration pendant fort long-temps, au moins quatre-vingt jours, d'après VansWieten; Sennert voulait qu'elle durât pendant un an. Il faut l'avouer, un pareil conseil est un peu exagéré. Puisque de l'aveu de tous les médecins, la suppuration est très-utile pour expulser, au dehors, la portion du virus qui aurait pu rester dans la blessure, ou être mêlé à la masse sanguine, on ne saurait trop l'empêcher de se fermer, par les moyens que fournit la pharmacie. Le traitement préservatif ne se borne pas à être local; il est indispensable de calmer les systèmes nerveux et sanguin, qui sont si irritables et si susceptibles d'être vivement excités par le venin de la rage; aussi, dans tous les temps, les médecins ont recommandé les moyens les plus propres à remplir des indications si importantes, desquelles peut dépendre la cure radicale. Celse, le fougueux Vanhelmont, Tulpius, Méad, VansWieten, etc., etc., employaient les bains tièdes pour modérer l'éréthisme des nerfs; Boërrhaave prescrivait les bains froids; il me semble que loin d'être avantageux, ils doivent être nuisibles, en augmentant l'action du système artériel, et en imprimant au genre sensible des secousses trop soudaines, qui peuvent le troubler et le déranger dans ses fonctions, au lieu de l'apaiser et de le maintenir dans un état de repos si nécessaire aux personnes mordues par des animaux hydrophobes. Le professeur si fameux de la Hollande faisait grand cas de la saignée; il est certain qu'elle convient chez les individus jeunes, pléthoriques et tourmentés par des passions ardentes; les émissions sanguines, en diminuant cette exubérance vitale, sont très-propres à produire la tranquillité du physique et du moral; aussi ne doit-elle pas être oubliée comme moyen auxiliaire chez les personnes dont la constitution annonce une prédominance du système artériel dans l'organisme? Ce ne sont pas les seuls remèdes qui contribuent à compléter la cure de l'affection rabique dans sa première période; les anti-spasmodiques, tels que le musc, le castoréum, le camphre, si loué par Tissot, sont on ne peut plus convenables pour prévenir les mouvemens spasmodiques qui prédominent dans la rage déclarée. Il n'est pas étonnant que Nugent, Fothergill, docteurs célèbres de l'Angleterre, aient regardé les anti-nervins comme des médicamens essentiels pour s'opposer à l'explosion du virus rabique, et même pour le guérir, lorsqu'il a commencé à manifester ses symptômes si redoutables. En médecine clinique, nos secours les plus précieux ne sont pas toujours tirés de la matière médicale et de la chirurgie.

La diététique nous fournit des moyens qui méritent, de la part du praticien, la plus exacte attention, puisqu'elle nous enseigne quels sont les alimens et les boissons qui conviennent dans la curation des maladies. Une nourriture adoucissante, telle que le lait, ou bien végétale, des tisanes tempérantes ou calmantes, comme l'eau d'orge et de tilleul, sont très-propres à seconder l'action des médicamens. Il ne suffit pas de traiter les organes, mais il faut encore veiller à l'état de l'âme, qui a un empire si marqué et si étendu sur les mouvemens vitaux; en effet, le cerveau qui, par des cordons ou filets nerveux, et la moëlle épinière, son appendice, communique la sensibilité à presque toutes les parties du corps, n'est-il pas le centre de l'intelligence humaine? N'est-ce pas lui qui, animé par un principe inconnu dans son essence, si admirable par les phénomènes inexplicables de la pensée, est, quoi qu'en ait dit Bichat (1), la source principale des affections morales qui portent le désordre dans tous les systèmes organiques? Dans la colère, le cœur, les artères, les veines, les vaisseaux capillaires, n'éprouvent-ils pas un surcroit d'activité? Alors le visage s'allume, et le sang semble bondir dans les vaisseaux; dans la tristesse, la couleur jaune de la peau, la maigreur, n'annoncent-elles pas que les viscères digestifs sont lésés dans leur activité normale, et que le foie sécrète une plus grande quantité de matière bilieuse? Ainsi la haute influence du moral sur les organes doit être sans cesse étudiée par le médecin, pour bien fixer toutes les indications que présentent les maladies. C'est surtout à la suite des plaies produites par des animaux réputés hydrophobes, que le praticien doit se servir des secours moraux, ou bien faire la médecine de l'esprit. On ne saurait trop relever l'âme de ceux qui ont éprouvé ce malheur, leur affirmer que l'animal n'était pas enragé, et leur citer des personnes qui, ayant eu le même accident, sont pleines de vie et de santé; il faut s'opposer à ce qu'on leur rappelle des individus morts par l'effet de semblables blessures; un pareil souvenir suffirait pour donner naissance à l'hydrophobie nerveuse spontanée, dans le cas où la plaie ne fût pas infectée du virus rabique. La distraction, la promenade, une société aimable, joviale, s'il est possible de se la procurer, sont autant d'auxiliaires des plus avantageux pour donner de l'énergie aux facultés mentales, et les détourner d'idées mé-

(1) De la vie, de la mort, article passions.

lancoliques, qui n'ont que trop de tendance à se repaître du fatal événement. Quoique l'érudit Bosquillon ait exagéré le pouvoir de l'imagination sur la production des phénomènes rabiens, il n'est pas moins vrai qu'elle influe beaucoup sur leur développement. Beaucoup de faits viennent à l'appui de cette vérité inébranlable. Je n'en dirai pas d'avantage sur les rapports si étroits et réciproques de l'âme avec le corps, qui ont été si bien décrits par l'éloquent Cabanis, le savant et profond Bérard, qui, âgé de 32 ans, trouva naguère un trépas des plus honorables sous la toge de la faculté Languedocienne. Quoique tous les règnes de la nature aient été explorés pour la découverte de médicamens propres à prévenir la rage, et qu'il y ait eu une multitude de remèdes vantés dans ce but, j'ai cru devoir me contenter de parler des moyens thérapeutiques que la saine observation a sanctionnés comme les plus convenables; je m'abstiendrai d'exposer toutes les formules plus ou moins bizarres, et composées en partie de plantes aromatiques qui étaient employées par Galien, Aétius, les médecins arabes, si dévoués à une polypharmacie souvent des plus pernicieuses et des plus dégoutantes. Depuis long-temps ces remèdes ont été abandonnés. Vinskard, Sennert, en 1634, louaient l'Escarbot; Durey, esclave des erreurs vulgaires, faisait prendre le foie de l'animal enragé, auquel le peuple des campagnes ajoute encore une grande confiance; tant il est vrai que les connaissances populaires sont bien durables par la voie traditionnelle! Comme dans les temps de barbarie qui enveloppa l'Europe toute entière, le clergé chrétien, à l'exemple des prêtres Grecs et Egyptiens, se livra à la pratique de la médecine, une maladie aussi redoutée que la rage dut fixer l'attention des ministres de la religion, qui se plaisaient d'allier à leurs fonctions les devoirs de médecin. Aveuglés par la plus épaisse et la plus funeste superstition, ils se contentaient d'appliquer sur les plaies les clefs de saint Hubert, de saint Pierre, etc., ou bien des reliques, à la vérité bien innocentes par leurs vertus médicamenteuses. Que de malheurs n'ont pas été la suite d'une croyance aussi déplacée! Quoique depuis long-temps les nombreuses victimes d'une pareille crédulité religieuse soient réduites en poussière, je ne puis m'empêcher de gémir sur la conduite de ceux qui abusaient de leur saint ministère et de leur influence sur l'esprit d'hommes ignorans, au point d'être les auteurs de leur perte, et de les voir expirer au milieu des tourmens les plus inouis.....

Lorsque le venin n'a pas été pompé par les bouches absorbantes, il est très probable, et même comme certain, qu'on parviendra à l'étouffer dès son principe, par les méthodes de traitement que j'ai exposées plus haut. Malheureusement l'homme de l'art est souvent consulté trop tard, ou bien la déchirure extrême des parties, et l'idiosyncrasie des individus, n'ont pas permis d'employer avec efficacité tous les secours que l'expérience a prouvés comme les plus propres à détruire la cause impénétrable de la rage; alors après un délai plus ou moins long, qui est relatif au tempérament, à l'âge, au moral et à la constitution inappréciable des blessés, le virus rabique fait sentir son influence, et détermine la deuxième époque de cette maladie depuis son inoculation; il y a eu, si l'on croit les auteurs dont j'ai parlé dans le passage du prognostic, des cas de guérison dans cette période, qui se dessine par un état de somnolence, de tristesse, de dégoût bien prononcé pour les alimens et les boissons, dont la déglutition et la vue excitent des convulsions D'après ces observations, le praticien, ami de ses semblables, et qui ne trouve rien de plus doux que de guérir, lorsqu'il est possible, ne désespère pas de ses moyens thérapeutiques, et les emploie avec constance. Je pense que dans un pareil cas, il est de son devoir de rouvrir l'ancienne plaie, si elle est cicatrisée, afin qu'elle serve d'égout au vice morbifique dont une partie paraît y être restée, d'après la douleur que les malades y éprouvent, et qui s'étend le long du membre. Les frictions mercurielles sur la plaie, les bains tièdes, si la répugnance n'est pas trop forte, les anti-nervins, les évacuations sanguines. quand le physique du malade l'exige, doivent former la base du traitement Je l'avoue avec douleur, tous ces remèdes ont échoué; ce qui le prouve, c'est que dans l'histoire de notre art on ne lit que six à sept cas de guérison de la rage parvenue à la période mue (1), quoiqu'en ait dit le médecin suisse, dont l'âme si humaine était tourmentée, si je puis m'exprimer ainsi, d'une superstition mercurielle. Telle est la conduite que le vrai médecin doit suivre, d'après l'état actuel de la science. Qu'il se garde bien de donner au malade la moindre idée de la cause de ses souffrances, et qu'il chasse de son esprit tout ce qui pourrait rappeler l'accident; c'est dans une pareille circonstance qu'il est nécessaire de s'emparer de la confiance entière du malade, de lui assurer que son état morbide est susceptible d'être guéri, et qu'il n'a aucune ressemblance avec la rage, si toutefois il est frappé de cette idée. Dans le cas contraire, il ne faut jamais prononcer ce mot terrible. En inspirant aux facultés mentales une parfaite sécurité, le médecin est beaucoup plus sûr d'avoir du succès, quelle que soit la grande incertitude, pour ne pas dire, la nullité de ses médicamens.

Malgré les remèdes administrés de la manière la plus habile, les symptômes d'hydrophobie s'aggravent avec rapidité, jusqu'à ce que la mort vienne mettre un terme à tant d'angoisses, et à un spectacle aussi accablant. Dans cette période, désignée sous le nom de blanche, par les anciens, nous avons sans

(1) Qui dira que ceux que l'on croit avoir guéris de la véritable rage communiquée n'avaient pas l'hydrophobie purement nerveuse, que des craintes trop vives ont pu faire naître, à la suite de morsures d'animaux que l'on a cru enragés, sans qu'ils le fussent?

cesse à déplorer l'insuffisance ou l'inutilité des ressources que peuvent nous fournir toutes les branches de la thérapeutique; il n'y a aucun remède qui n'ait été tenté pour enrayer des phénomènes pathologiques, que l'on ne peut observer sans une anxiété morale très-vive, d'après les lacunes jusqu'à ce jour invincibles de la science. Peut-être, comme disait Boërrhaave, trouvera-t-on, contre ce redoutable fléau, un spécifique qui puisse toujours en prévenir les effets, ou bien les guérir, lorsqu'ils sont déclarés? L'espérance des découvertes est sans doute bien consolante, et peut contribuer au perfectionnement de l'art; mais n'est-il pas cruel que, jusqu'à notre époque, après tant de travaux faits depuis plusieurs siècles par les observateurs les plus éclairés, on soit aussi en arrière dans le traitement de l'affection rabique confirmée, qu'on l'était sous Asclépiade, Galien, Cœlius Aurélianus, Arétée de Capadoce, et autres médecins antiques, qui ne purent s'empêcher de reconnaître la frivolité des remèdes si variés et si nombreux dont ils faisaient usage?

Quoi qu'il soit bien constaté que tous nos essais de curation ne doivent inspirer aucune confiance, devons-nous pour cela rester témoins tranquilles et indifférens d'une scène aussi lamentable que celle présentée par la rage bien confirmée? non, bien loin de moi un sentiment aussi inhumain! Tout praticien sensible cherchera à lutter contre l'impuissance de son art, et à établir une méthode de traitement fondée sur les symptômes, puisqu'aucun remède n'a la qualité d'attaquer directement le principe maladif. Deux genres de phénomènes frappent les regards: les convulsions générales, qui arrachent aux malades des gémissemens si attendrissans, et les excitent quelquefois à sortir de leur lit, ou bien à se jeter sur les assistans, la chaleur brûlante de la bouche, de la gorge, l'impossibilité d'avaler, le resserrement comme suffocant de la poitrine, ne sont-ce pas autant de sujets d'indications différentes, qu'on ne peut négliger sans manquer aux nobles fonctions de notre ministère, qui aura toujours le but de guérir nos semblables, s'il est possible, d'adoucir leurs maux ou de faire luire sans cesse sous leurs yeux la lampe de l'espérance du salut, jusqu'à ce que le dernier souffle de la vie vienne l'éteindre pour se perdre à toujours dans les élémens atmosphériques.

Afin de remplir la première indication, qui consiste à réprimer et arrêter les mouvemens spasmodiques portés à un haut dégré d'exaltation, on emploie en lavemens, puisque la déglutition est impossible, les préparations opiacées, les anti-nervins, excitans ou diffusibles. Comme la dose des médicamens est variable, d'après l'intensité des symptômes, le danger de la maladie, l'âge et autres circonstances que je n'ai pas besoin de relater, il est indispensable dans une affection aussi grave, et aussi prompte dans sa marche, de porter les remèdes à une dose un peu élevée, pour qu'ils puissent calmer le spasme qui agite tous les organes. Ces moyens sont sans doute tout-à-fait insuffisans; ne serait-ce pas beaucoup, s'ils pouvaient soulager les douleurs si vives qu'éprouvent les malades au milieu de cet état nerveux, intolérable dans ses accès? Quand bien même ils ne fussent pas suivis de cet avantage, n'exerceraient-ils pas une influence bien douce sur l'esprit des malades, en leur montrant que celui auquel ils confient l'existence si fragile dont la conservation leur est encore bien chère, fait tout ses efforts pour prolonger le fil de leurs jours, et n'a pas perdu l'espoir de les arracher des bras de l'impitoyable mort. Pour opérer une révolution brusque et profonde dans toute la machine, et surtout dans le système qui est le siége de la sensibilité, autrefois on conseillait de plonger les hydrophobes dans les eaux de la mer ou d'une rivière, et de les y laisser pendant assez long-temps. Après les avoir retirés, avec tous les signes cadavériques sur le visage, on les plaçait dans un lit ou dans un bain chaud, pour réveiller le feu vital, refroidi par une immersion prolongée. Si l'on croit au fait rapporté par Helmontius, et dont j'ai parlé ailleurs, il paraîtrait que ce moyen énergique aurait réussi; Vanswieten l'employa sans succès; des douches d'eau très-froide, répétées et lancées de haut sur la tête, guérirent un hydrophobe, d'après les mémoires de l'académie des sciences. Cette méthode que Barthez, qui, après Boërrhaave, fut le premier médecin dogmatique des temps modernes, appelait perturbatrice, mérite d'être essayée, puisque, d'après Celse, *anceps remedium adhibere meliùs oportet quàm nullum.* Avant l'historien romain, le vieillard de Cos avait posé ce principe clinique: « *inextremis morbis extrema remedia* ». Ainsi je crois, d'après ces deux faits, s'ils sont vrais, qu'on peut employer les aspersions et les immersions, comme on a coutume de le pratiquer dans le traitement de la manie, qui, par sa nature nerveuse, a le plus grand rapport avec la rage. Il ne suffit pas d'apaiser des nerfs si irrités et livrés à tant d'agitation, il est nécessaire de s'opposer aux congestions sanguines que l'état spasmodique détermine sur le cerveau, les poumons, l'estomac, le pharynx, qui se trouve si offensé dans ses fonctions. L'ouverture de la veine est, sans contredit, le remède le plus certain pour détourner le sang des viscères, dont la forte lésion est suivie de l'anéantissement des forces vitales. Les sangsues, dans une pareille circonstance, sont tout-à-fait insignifiantes, à moins d'en faire des colliers, comme le recommande M. Pleindoux de Nismes, ou d'en couvrir le corps, à l'exemple des Broussistes, qui n'ont jamais pu comprendre ni appliquer les dogmes du traitement des fluxions, parfaitement tracés par la main si médicale de l'auteur des nouveaux élémens de la science de l'homme. Plus l'individu est jeune et vigoureux, plus la saignée doit être copieuse et renouvelée; on l'a souvent portée jusqu'à la défaillance. Quelleque soit son indication, le médecin éclairé et consciencieux doit toujours proportionner cette évacuation aux forces apparentes du malade, de manière à ne pas hâter la dernière heure de celui qui lui abandonne la prolongation de sa vie. Ce qu'il y a de positif, c'est que les émissions sanguines n'ont jamais eu de résultat favorable pour la cure de la rage; elles ne sont qu'un moyen palliatif, et font partie de la méthode analytique, à laquelle il faut avoir recours dans la troisième période de cette maladie, si l'on veut retarder le moment fatal qui doit ensevelir dans les ombres du tombeau un malheureux épuisé par ses souffrances. De nos jours des physiologistes expérimentateurs, à la tête desquels je place l'infatigable M Magendie, ont voulu, s'il était possible, perfectionner les méthodes thérapeutiques si vaines jusqu'à eux, en ressuscitant la méthode infusoire qui, au 17e siècle, sous le nom de transfusion, faillit faire tourner la tête à beaucoup de personnes jalouses de faire disparaître les rides du visage, les cheveux blancs, et qui fut suivie, surtout en Angleterre, d'expériences mortelles. Ces médecins, poussés par les plus louables intentions, injectèrent de l'eau ou des médicamens dans les veines, pour suppléer au défaut de déglutition; la maladie quelquefois parut avoir un cours plus long, et finit toujours par l'extinction des fonctions vitales. L'un des aigles de la chirurgie européenne, M Dupuytren, qui tient sans doute plus à sa gloire professorale qu'à son titre de baron, qu'il est bien digne de porter, introduisit de l'opium et de l'eau de laurier cerise dans les veines d'un hydrophobe, qui fit promptement ses adieux au monde terrestre.

Je n'aurais pas besoin de le répéter: tous les remèdes sont nuls pour conserver la vie à ceux qui ont le malheur d'être affectés de l'hydrophobie communiquée. Cette opinion médicale n'est que trop connue du vulgaire; oserais-je le dire? dans le siècle présent, cette coutume barbare d'étouffer les malades n'est pas encore effacée de l'esprit du peuple de la Vendée. Ce n'est que trop réel; au moment où j'écris, la plume semble me tomber des mains; eh quoi, parcequ'une personne est infailliblement perdue pour la société, il faut abréger ses jours, la suffoquer, l'asphyxier, en la chargeant de corps qui compriment la poitrine et arrêtent la respiration, ainsi que le cours du sang, vivificateur de l'organisme! Il n'appartient qu'aux sauvages de l'Amérique d'abandonner à la voracité des bêtes farouches, ou bien d'assassiner leurs parens infirmes ou accablés sous le faix des années, avec l'intention de leur rendre un service en les privant d'une existence qui n'est qu'un fardeau pour eux. Qui le croirait? des sentimens aussi anti-naturels paraissent être imprimés dans le cœur de certains paysans; une personne hydrophobe n'est à leurs yeux qu'un monstre qu'il faut promptement détruire (1); le père ne balancerait pas à faire périr l'enfant auquel il a donné le jour. Je m'arrête; pourrai-je exprimer toute l'indignation dont mon cœur est accablé? on voudrait rendre le médecin exécuteur d'une pareille atrocité. Non, jamais il se trouvera un homme de l'art assez dégradé pour se dépouiller de cet amour de l'humanité qui ne cesse de l'animer et de l'embraser, lors même qu'il voit son malade ayant déjà un pied dans la tombe. Bien loin de prendre les ciseaux de l'inflexible Parque, il cherche toujours à l'aveugler sur son état, à ranimer ses forces défaillantes, et à le fortifier contre le coup mortel qui va le frapper.

Après avoir tracé un tableau général de la rage, il me reste à exposer les fausses opinions populaires sur la médecine.

Rien n'est plus vrai que cette pensée : les cas de rage humaine seraient bien rares, ou bien n'existeraient pas dans nos contrées, sans cette confiance insensée que les habitans des campagnes accordent toujours à des hommes les plus

(1) On m'a rapporté que l'individu qui mourut de la rage à Curzon, il y a 18 à 20 ans, fut étouffé ou détruit d'une autre manière. Lorsque je me trouvais auprès de la Boutevillain, j'entendais des personnes dire qu'il faudrait abréger sa vie, soit par l'opium ou la saignée, et même l'asphyxier sous des couëtes. Ce préjugé n'est pas encore éteint dans la Vendée.

ignares, qui portent leur robe et possèdent, à les entendre, depuis un temps immémorial, des secrets infaillibles contre le virus rabifique. Une personne est-elle mordue par un chien ou par un loup? de suite, au lieu d'appeler un chirurgien ou un docteur, elle part pour un village peu distant de Bourbon; si elle ne peut s'y rendre à pied, le cheval ou la charrette sont aussitôt préparés pour la transporter auprès du grand guérisseur de Dompierre; sa renommée est depuis long-temps des plus répandues dans le bas Poitou; sa manière de traiter est des plus simples; il fait avaler au consultant, dans une ou deux cuillerées d'eau, un petit paquet enveloppé de papier; quand le remède est bien digéré, on peut être certain que l'affection rabique ne se déclarera pas, pourvu que l'individu ne soit pas le centième qui soit traité. Le devin n'a pas sans doute l'habitude d'inscrire sur un registre le nombre des personnes qui viennent chaque jour invoquer ses lumières; c'est une négligence bien coupable et bien nuisible à celui qui, par la loi du destin, termine la centaine; sa perte est indubitable; il faut qu'il meure pour prouver la réalité de la science du médecin populaire. Maître Roturau, c'est ainsi qu'on le nomme, est bien répréhensible de ne pas compter tous ceux qui accourent de toutes parts pour implorer les secours si précieux de son art; s'il ne sait pas écrire, qu'il ait du moins la pensée d'emprunter la plume de son voisin; mais si cela était, le remède serait sans vertu; tant pis pour celui qui arrivera le dernier. Il est bien affligeant de voir que les environs du pays que j'habite soient destinés de temps en temps à obtenir le mortel numéro cent. La fille intéressante et infortunée, dont la maladie se trouve peinte dans les premières pages de cet écrit, a été victime, d'après le langage vulgaire, pour être venue trop tard, et avoir passé le chiffre quatre-vingt dix-neuf. Il y a seize ou dix-huit ans, un métayer des Fontenelles de Curzon, né sous la mauvaise étoile de la Boutevilain de St-Cyr, périt de la rage, malgré l'indispensable voyage à Dompierre; en 1828, le portier du grand séminaire de Luçon fut blessé par un chien; au lieu de se faire cautériser, il se rendit en toute hâte au bourg si réputé, et en revint avec la conviction d'en être quitte pour sa première peur; il se croyait à jamais garanti des suites du venin rabique. Malheureux qu'il était! il avait comme oublié son accident, quand tout-à-coup il fut frappé des symptômes hydrophobiques qui l'emportèrent, au bout de peu de jours, dans le lieu si lugubre où reposent les morts. Ces trois exemples, auxquels je pourrais en ajouter d'autres, si j'interrogeais les Nestors de la contrée, dont la tête blanchie par les années renferme toute l'histoire des principaux événemens écoulés, ne devraient-ils pas éclairer les habitans de ce pays, et leur inspirer la crainte d'avoir le sort de ceux qui ont succombé? peu importe leur trépas, dont le souvenir est cependant digne de rester ineffaçable: beaucoup de personnes, dit-on, ont été guéries, cela suffit pour courir la chance si funeste. On a beau dire que le passé est une leçon bien frappante pour l'avenir, ces sages conseils ne sont point écoutés; tant que le possesseur du fameux antidote n'aura pas prononcé son oracle, l'imagination du blessé sera sans cesse en proie à des rêves sinistres. Les parens, les voisins viennent en foule pour faire un éloge pompeux des cures nombreuses qui, à toutes les époques, ont été opérées à Dompierre; un tel et une telle y sont bien allés, et n'ont jamais été atteints d'hydrophobie; il est certain que le centième est perdu, peu importe. Voilà de quelle manière raisonne le peuple vendéen, encore si en arrière en civilisation médicale. Pour le désabuser d'une croyance qui a eu d'affreuses conséquences, il serait nécessaire qu'un médecin de chaque canton adressât aux autorités départementales un rapport exact sur les individus qui, traités par ce médicament merveilleux, ont fini par mourir d'hydrophobie contagieuse. Je suis persuadé que chaque année il y aurait plusieurs cas de décès à la suite des morsures d'animaux enragés. Si tous les chiens que l'on dit être hydrophobes l'étaient, la société aurait à pleurer plus souvent la perte de quelqu'un de ses membres.

La superstition populaire ne se borne pas au traitement du fléau le plus formidable qui puisse affecter le genre humain; toutes les maladies trouvent au sein des hameaux des guérisseurs particuliers. Il y a peu de médecins qui soient dans une position aussi favorable que la mienne, pour bien apprécier et faire connaître le savoir de ces hommes du peuple, qui passent pour être devins, et qui exercent une si grande puissance sur l'imagination des gens de la campagne. Feu M. Bardin (1), de respectable mémoire, qui avait un caractère fort doctoral, sympathisait peu avec cette espèce de collègues; dans une lettre très originale qu'il adressait à un chirurgien, il s'élevait avec véhémence contre ces traiteurs, qu'il nomme les empoisonneurs et la peste de l'humanité souffrante. Peut-être, lorsqu'il s'exprimait ainsi, il était de mauvaise humeur pour avoir perdu un malade qu'il croyait avoir pris d'autres remèdes que ceux qu'il avait prescrits; ce qui est très probable. Quant à moi, je serai moins caustique, et plus tolérant envers les devins de mon pays. Je les peindrai tels qu'ils sont, avec une parfaite impartialité; cependant j'appellerai, comme le dit Boileau, un chat un chat et Rolet un fripon. Dans la contrée où je demeure, il y en a quatre, dont deux sont à ma porte et m'offusquent quelquefois. Comme aucun d'eux ne sait lire, je n'ai point à craindre qu'ils se trouvent formalisés de ce mémoire, s'il leur tombait entre les mains. Dans toutes les classes sociales, il y a toujours des hommes supérieurs par leur génie, leur industrie, leur habileté et une haute réputation; il en est ainsi parmi les médecins vulgaires qui rappellent la médecine primitive, telle qu'elle est exercée chez les peuplades encore dans un

(1) Voir la dernière note à la fin du mémoire.

état sauvage. Le plus renommé de tous, c'est le sieur M...., qui descend d'une véritable famille d'asclépiades, puisque depuis les temps les plus reculés les ancêtres de ce digne rejeton ont possédé des remèdes secrets, qui ont la vertu d'opérer des cures extraordinaires, et d'ôter le sort dont une personne peut être frappée par un méchant voisin, un jaloux et des sorciers, dont la race n'est pas éteinte et ne s'éteindra jamais, puisque le privilége de nuire à son prochain, même de le faire mourir, ainsi que ses bestiaux, par un seul mot prononcé d'une voix sybillique ou bien par des simples (1), se trouve héréditaire, d'après l'opinion du peuple; aussi les jeunes-gens qui sortent d'une pareille souche se marient difficilement, à moins qu'ils n'épousent des filles issues d'une semblable origine. Comme la nature leur a donné en naissant des qualités particulières, ils ont le pouvoir de fasciner l'esprit et le cœur de celles qu'ils aiment; une fois éprises d'amour, il est impossible qu'elles n'épousent pas celui qui a allumé dans leur âme un feu dévorant. Pour se guérir de cette maladie physique et morale qui contrarie beaucoup les parens, il faut aller chez le devin, qui ne manque pas de demander l'urine de la nuit, de l'examiner avec le plus grand soin, de la verser dans un vase pour voir s'il n'y a pas quelque chose au fond de la bouteille; lorsqu'il a observé avec un sang froid plein de gravité le fluide urineux, il prononce sa sentence. « Ne t'a-t-on pas touché le cou, le visage ou la » main? — C'est vrai, maître M....., répond-elle en rougis» sant, vous avez bien deviné. — Un jaloux t'en veut, tu » es engeominée (2), sois tranquille, je le ferai bien chauf» fer à son tour, et tu guériras ». Pour fortifier le moral de la malade, il donne quelques plantes sèches qu'il faut porter sur elle, ou bien faire bouillir par pincées bien comp-

(1) Par simples le peuple veut parler des plantes.

(2) Expression vulgaire, qui veut dire fascinée.

tées, par ce qu'une de trop détruirait l'effet du médicament. Ce M.... est véritablement le doyen de ses confrères; sa vogue est grande; s'il se contentait de regarder les urines, je rirais de sa science; mais comme il traite le bétail, il s'avise d'administrer à ses semblables les remèdes dont il se sert pour la gente animale. Il jouit d'une réputation supérieure pour les maladies cérébrales; une personne est-elle dans le délire? croit-elle voir le démon ou des bêtes qui voltigent dans l'air? de suite on remplit une fiole de l'urine du malade, et l'on court chez le devin pour connaître son opinion et le solliciter de rendre la raison au malheureux qui souffre. Après avoir fait tomber goutte à goutte le fluide excrémentitiel, qui est le miroir où il voit peintes toutes les altérations organiques et humorales, il dit d'un air très-froid : « cet homme est bien mal, qui le traite? — un médecin. — Il ne connait rien à la maladie. — Partez, tuez une pie, un chat ou un poulet; vous les mettrez tout chauds sur la tête; demain, il sera mieux ou guéri; c'est une pechte ou une punaisie qui lui est montée au cerveau. » Le consultant sort du cabinet, prend son fusil, parcourt les bois pour tuer la pie qui est destinée à guérir le trouble mental de l'infortuné qui se débat contre son mal. Le malade, au milieu du dérangement de ses facultés intellectuelles, devient-il furieux, jette-t-il des cris, veut-il sortir de son lit? l'alarme est dans la maison; il faut que la vessie se soit vidée avant d'aller trouver le grand guérisseur, parceque sans l'inspection du fluide que renferme ce viscère son savoir serait nul. « Eh bien, qu'y a-t-il de nouveau, dit-il, il n'est donc pas mieux? » Portant un regard observateur sur l'urine, il affirme que cet homme a été ensorcelé; la pharmacie s'ouvre, les remèdes sont donnés, et souvent, le lendemain, le pauvre patient devient cadavre. Il y a trois ans une femme de cette commune, qui envoya consulter l'homme habile du pays, mourut dans la nuit, aussitôt qu'elle eut bu le remède qui, au lieu de la rappeler à la santé, la plongea promptement dans les ténèbres sépulcrales Je pourrais citer une foule de faits semblables, qui seraient inutiles pour éclairer le peuple qui, s'il avait connaissance de ce que j'écris, m'accuserait de jalousie de métier, dont j'ai toujours été fort éloigné, même à l'égard de mes collègues titrés qui peuvent affirmer ce que je dis. La clientelle de ce devin n'est pas bornée à cette commune et aux environs; il va étaler ses talens cliniques dans une ville voisine où les habitans des marais viennent le consulter chaque semaine. C'est assez dit sur le chef de l'uromancie, qui passe pour un Hippocrate à cause de l'antiquité de sa race médicale.

Il en existe un autre qui s'occupe spécialement des maladies chroniques, comme les vieux ulcères et surtout les affections scrophuleuses; par un don surnaturel, il guérit sans remède, et ne peut traiter que la veille des fêtes annuelles pendant le cours de la nuit. Voulez-vous connaître quels sont les moyens qu'il emploie? les voici: assis d'un air très-religieux dans une chaise, il fait avec le pouce de la main droite le signe de la croix sur le front du malade, et balbutie quelques mots inintelligibles. Il faut bien que son opération soit prompte, puisque quelque fois plus de cent personnes viennent réclamer son ministère mystérieux. Pour posséder une faculté aussi merveilleuse de guérir par le toucher, qui a beaucoup de rapport avec celle dont jouissaient les apôtres saint Pierre et saint Paul, il faut, dit-on, être né avec une croix sur le dos et être le septième garçon. Quant à ce toucheur d'écrouelles, il ne fait aucun mal, s'il ne fait pas de bien. Il n'en est pas ainsi d'un autre médecin populaire peu éloigné d'ici, et dont la réputation rivalise avec celle du sieur M.....; il est pour les moutons un ennemi plus redoutable que les loups qui habitent nos forêts; sa théorie pathologique est toute humorale et des plus claires; toutes les maladies proviennent de la suppression de la sueur.

donc il faut faire suer le malade. Aussi les peaux de brebis toutes fumantes sont le spécifique qu'il ordonne à tout le monde. Au mois de mai 1829, je fus appelé auprès de ce devin, qui est regardé comme un homme des plus versés dans le traitement de nos misères physiques. Arrivé auprès de lui je lui exprimai ma surprise de ce que, lui, qui a tant de vogue, ait réclamé les secours de mon art. « Monsieur, » je suis trop mal pour me traiter moi-même, je me suis » fait suer dans trois peaux de mouton, et j'ai fait appliquer » quatre vésicatoires aux membres; je me trouve bien mal. » Je le complimentai d'avoir été aussi conséquent dans ses principes de thérapeutique générale. *Tamen non erat hic locus.* Sa maladie n'était qu'une inflammation du poumon droit, parvenue au huitième jour; le son de la poitrine était mat, la respiration laborieuse, l'expectoration sanguinolente, le côté douloureux; tout me faisait craindre un engorgement pulmonaire et une mort prochaine. Cependant, comme le devoir du vrai médecin est d'employer dans les cas graves, où la vie est en danger, tous les moyens, même les plus incertains, je le saignai du côté malade, et prescrivis les sangsues sur le lieu souffrant. Je l'avoue, je ne croyais pas que ces évacuations sanguines l'eussent tiré des portes du tombeau; le lendemain je fus fort étonné de le trouver beaucoup mieux; une sueur générale était venue à son secours; c'est ce qui détermina la solution heureuse de cette péripneumonie si mal traitée dès le principe. Comme il se jugeait hors de danger, il me remercia; je ne l'ai plus vu depuis. Ce qu'il y a de certain, c'est qu'il continue à soigner le peuple comme les animaux, pour lesquels il est recherché même à des distances fort éloignées. Dans la Vendée les bêtes à cornes ne sont traitées dans leurs maladies que par les devins; il est bien rare que les docteurs d'Alfort soient appelés; d'après les paysans, ces derniers ne connaissent pas les simples ou bien les plantes usuelles, comme les B..., les

G..., les M..., fort instruits dans la science des linné, des tournefort, des dejussieu, des gouan, des magnol, des decandolle, etc., etc.

La méthode sudorifique qui est aujourd'hui prescrite par les hommes du peuple rappelle le traitement échauffant qui, du temps de Sydenham, était appliqué à la curation des fièvres, des exanthèmes aigus. Ce grand praticien, qui a justement mérité le surnom d'Hippocrate anglais, reconnut promptement les dangers des remèdes incendiaires dont on faisait un abus général, et lança contre une doctrine si nuisible et si léthifère les foudres d'une saine expérience. Ses écrits opérèrent une véritable révolution dans le traitement de la variole, de la rougeole, qu'il regardait en général comme inflammatoires, et contre lesquelles il employait les anti-phlogistiques. Tous les vieux préjugés sur l'art de guérir semblent s'être conservés dans leur pureté originelle au sein des bocages de nos pays (1). Les inflammations aigues du cerveau, de ses membranes, des plèvres, des poumons, de l'estomac, etc., etc., ne sont aux yeux des devins que des pechtes, des punaisies, des refroidissemens ou des échauffures (2); la peau de mouton, les chats fendus par le ventre, et placés sur la tête, sont les remèdes qu'ils prescrivent sans cesse pour guérir des maladies si redoutables, qui ne peuvent être traitées avec succès que par des émissions sanguines plus

(1) Il y a dans la Vendée des fontaines, des églises qui rappellent les fontaines sacrées et les temples médicaux de l'ancienne Grèce. Ces croyances loin d'être nuisibles peuvent être utiles, en fortifiant le moral, et en conservant l'espérance, qui soutient les forces physiques et est susceptible, par la haute influence du système cérébral sur l'organisme, de déterminer des révolutions favorables à la curation des maladies chroniques.

(2) Les devins veulent exprimer par les mots pechte, punaisie, une humeur de mauvaise nature et comme pestilentielle, qui se porte au cerveau, aux poumons ou à l'estomac, etc. Ce n'est souvent qu'une inflammation de ces organes qu'ils caractérisent ainsi, ou bien une affection bilieuse des premières voies qui par sympathie donne des maux de tête et peut produire le délire.

ou moins répétées, d'après les symptômes, l'âge, le sexe, le tempérament, les forces des individus, ainsi que par les rubéfians connus sous le nom de cataplasmes, de sinapismes, de vésicatoires qui, par l'irritation vive qu'ils produisent sur le système dermoïde, opèrent une révulsion favorable.

Je vais citer un exemple bien frappant des effets funestes de la sueur forcée et continue dans les phlegmasies chroniques des organes pulmonaires. Il y a trois ans, au mois de janvier, je fus appelé à la Rabretiere, commune du Bernard, chez le sieur Richar métayer. Etant arrivé dans la maison, j'examinai le malade pour lequel on m'avait réclamé Après avoir administré les remèdes qu'exigeait la péripneumonie dont il était affecté, je fus surpris de voir auprès du feu un jeune homme de 24 ans, parvenu au dernier dégré de la phtisie. L'ayant interrogé, il me rapporta qu'au mois d'août de l'année précédente il fut atteint d'une suppression de la transpiration au milieu de ses travaux rustiques, et qu'au lieu de consulter un médecin instruit, il s'était adressé au vétérinaire de son voisinage, qui lui avait conseillé de se faire suer dans des peaux de mouton ou sur des sacs remplis d'avoine. La consultation fut ponctuellement exécutée pendant plus de deux mois. Au lieu de s'amender, la maladie fit des progrès effrayans; des sueurs excessives et continuelles épuisèrent promptement les forces; un marasme des plus pitoyables usa et dévora tous les organes; la toux était opiniâtre, avec une expectoration mucoso-séreuse, et marquée de taches sanguines; une fièvre lente détruisait de jour en jour le reste de l'énergie vitale qui était sur le point de s'éteindre; la diarrhée fréquente, l'estomac ne pouvant plus supporter sans douleur les bouillons les plus légers; en un mot, ce jeune homme avait l'air d'un squelette ambulant; tout le système musculaire était consumé et comme collé aux os des extrémités et du thorax. Je ne pus m'empêcher de lui faire des reproches d'avoir confié son existence à un homme aussi ignorant, qui l'avait conduit sur le bord de sa fosse; je le dis avec franchise, sa position critique me fit une pénible impression, et me suggéra des réflexions bien amères sur la sotte crédulité des paysans. Comme nous devons toujours entretenir l'espoir de la guérison dans l'âme des personnes qui sont dans un état désespéré, je le consolai et l'engageai à suivre avec exactitude mes conseils, que je croyais à peu près inutiles pour le tirer d'une phtisie catarrhale arrivée à sa dernière période. Je lui prescrivis un sain-bois à chaque bras, et un vésicatoire permanent pendant un mois, sur le côté droit de la poitrine, qui était le siége d'une douleur; il fut mis pour toute nourriture à l'usage du lait de chèvre; pour boissons il ne devait prendre que des tisanes adoucissantes, composées de guimauve, d'orge, de capillaire et de quelques feuilles de lierre terrestre. Après que son frère fut rétabli, je cessai de fréquenter cette maison. Trois ou quatre mois s'écoulèrent sans que j'entendisse parler de ce jeune homme que je croyais avoir succombé, non seulement à la maladie, mais encore au froid humide de l'hiver. Je ne pensais nullement à lui, lorsqu'un jour de foire des Moutiers, un jeune homme grand, frais, plein de santé et bien charnu, vient me saluer et me demander combien il était dû pour mes honoraires. L'ayant regardé plusieurs fois sans pouvoir le reconnaître, il se nomma Je lui exprimai avec vivacité une surprise aussi agréable. Depuis, sa santé a continué; c'est aujourd'hui un cultivateur vigoureux et bien capable de remuer la terre pour lui faire produire des moissons. Je pourrais rapporter d'autres observations semblables; c'est inutile, celle-là doit suffire pour prouver combien il est périlleux de se mettre entre les mains des traiteurs rustiques.

Comme il est impossible qu'un même individu ait des connaissances profondes sur toutes les infirmités humaines, c'est pour cela qu'il y a des médecins qui excellent plus dans le traitement d'une maladie que dans celui d'une autre. Aussi les dartres ont-elles leur guérisseur qui, sans avoir besoin de soufre, d'iode, d'évacuans et de dépuratifs, les fait disparaître comme par enchantement, en les conjurant avec le pouce humecté de la salive du matin. Pour le succès il est nécessaire d'être à jeun. Si la médecine dite interne est exercée d'une manière populaire, il en est ainsi de la chirurgie; il y a des individus qui se livrent à la réduction des fractures, des luxations, des entorses, etc., etc.; tout cela n'est qu'un amusement pour eux. Il est croyable que si l'on réunissait tous ces hommes de l'art, on pourrait composer avec avantage une faculté; leur pratique fort étendue pourrait former avec le temps des élèves qui ajouteraient de nouvelles découvertes et agrandiraient le domaine de la science, par l'observation clinique, ainsi que par une étude plus exacte des plantes médicinales. Qui soutiendra que le premier asclépiade qui se livra au traitement des maladies, et dont fut issu, après plusieurs générations, l'immortel observateur de Cos, ne fut pas un devin de village?...

Ces traiteurs dont j'ai jusqu'ici parlé tiennent aujourd'hui véritablement dans leur pouvoir le sceptre de la médecine vulgaire. Il y a environ quinze ans, un individu qui n'était pas plus instruit que ses honorables confrères, parvint à obtenir le titre d'officier de santé, avec trois mille francs qu'il eut l'adresse de glisser dans les mains du secrétaire de l'école de Paris; il faut le dire pour l'honneur de feu M. le Roux, doyen, et des médecins Nantais, aucun d'eux n'eût voulu lui accorder le grade auquel il aspirait, puisque M. Pallois, l'un des examinateurs, l'engagea à retourner dans ses foyers pour planter des choux. Son examen est trop piquant d'originalité pour n'être pas rapporté (1) « Qu'est-ce que » la fièvre? — c'est la fièvre. — Qu'est-ce que le kina? —

(1) Cet interrogatoire, tel qu'il est écrit, m'a été rapporté par un témoin digne de foi.

» c'est du kina. — Vous paraissez être bien fort en pathologie » interne et en matière médicale; sans doute vous l'êtes » autant sur la chirurgie, veuillez nous dire ce que c'est » qu'une fracture? — C'est une fracture. — A merveille, » très-bien, c'est assez ». Il en fut ainsi de toutes les autres questions, dont la solution fit beaucoup rire les témoins de l'interrogatoire. Dans le pays on déclama contre les membres du jury, qu'on soupçonna bien à tort d'avoir été corrompus. Des hommes placés au plus haut dégré de l'échelle médicale n'eussent jamais voulu s'avilir à ce point........ Le secrétaire, dont l'âme était de boue, fit signer un diplôme sur lequel il plaça le nom du devin (1). Voilà de quelle manière tout-à-fait indigne cet homme, qui a fait tant de mal à la contrée, usurpa un titre qui lui donna le droit de faire périr impunément ses semblables. Arrivé chez lui, il se vantait devant les Badauds qui allaient le consulter, d'avoir embarrassé et mis à bout les facultés de Nantes et de la capitale. Par un verbiage intarissable et des plus effrontés, sa renommée, qui était très-grande avant sa réception, s'étendit beaucoup plus au loin. Je ne passerai pas sous silence une anecdote qui eut des suites bien déplorables. Un habitant des marais de Saint-Michel vint consulter le nouveau chirurgien aux cures merveilleuses, qui lui conseilla de placer la malade, atteinte d'hydropisie, dans un four, après la cuisson du pain, et de fermer la porte de ce bain d'étuve d'un nouveau genre. Cette malheureuse fille, à peine entrée dans la fournaise, se

(1) J'ai été bien aise de citer les moyens vils qui firent obtenir un titre d'officier de santé au charlatan le plus dangereux de la Vendée, afin que les membres des jurys ne signent pas sans avoir bien lu les diplômes, et qu'ils ne soient pas les dupes de secrétaires dont l'âme ne fût que de boue. Depuis 1826, on s'occupe de la réorganisation de l'enseignement et de l'exercice de la médecine. Jusqu'à ce jour, malgré les mémoires des sociétés médicales de France, et les travaux de l'académie royale, il n'y a rien de fait, rien d'arrêté; cependant il est grand temps d'en finir.

sentit comme suffoquée par l'air brûlant et trop raréfié; elle avait beau crier pour qu'on la retirât, le père inflexible, aveuglé par la confiance, et dépouillé des sentimens les plus chers, la laissa mourir dans le four. Il serait facile de dérouler plusieurs faits de mort subite après l'administration des remèdes vénéneux qu'il puisait à tort et à travers dans une pharmacie des plus complètes. Comme depuis longtemps il repose dans la terre, pour le bonheur de l'humanité malade, je ne veux point troubler son sommeil ni remuer des ossemens inoffensifs à la société.

Quoi qu'il sût à peine lire et écrire, il était doué d'un esprit très-fin et très-rusé; aussi possédait-il à un dégré éminent le talent de tromper le peuple. Pour montrer qu'il était réellement devin, il se cachait dans un appartement touchant à la cuisine par où passaient d'abord tous les consultans. Sa femme était chargée de les interroger; lorsque l'interrogatoire était terminé, il disparaissait et allait se promener dans un petit jardin attenant à la maison, sur le derrière; sa femme l'appelait, point de réponse Les momens s'écoulaient; les porteurs d'urine s'impatientaient: enfin arrivait à grand bruit le devin, qui paraissait être hors d'haleine et épuisé de fatigue, pour avoir couru dans les champs. Le consultant, après les salutations ordinaires, et ravi de l'arrivée de l'Esculape si attendu et si désiré, était introduit dans le cabinet ou plutôt dans la pharmacie. D'après l'inspection du liquide excrémentitiel, tout ce qui était arrivé au malade, et même aux animaux de la maison, était raconté avec une parfaite exactitude. Le paysan étant parti avec des remèdes qu'il avait très-bien payés proclamait partout que le grand médecin de Saint-V... était un homme extraordinaire, qu'il connaissait tous les sorciers du bas Poitou, et que les urines lui indiquaient de suite si on avait mal au côté, à la tête, à la rate, ou bien si on avait de la bile de trop dans l'estomac. « *Vulgus vult decipi decipiatur.* »

Il me semble que la peinture de la divination prétendue médicale de ce pays est frappante de vérité, sans aucune exagération; Je serai bien flatté si mes collègues de tout le bocage y trouvent le portrait naturel des uromantes de leurs contrées, puisqu'il y en a partout, et que peut-être ils traitent plus de malades que les docteurs les plus savans et les chirurgiens les plus adroits du département. Le plus souvent nous ne sommes requis que lorsque l'urine a été consultée, ou bien sommes-nous demandés les premiers? si le malade ne va pas mieux après le second ou le troisième voyage, on doute de notre savoir, et l'on nous prie d'attendre qu'on vienne nous chercher. Habitué depuis long-temps à interpréter une pareille invitation, je suis bien sûr que les lumières du devin seront invoquées, et que je ne retournerai que lorsque la maladie sera au-dessus des ressources thérapeutiques. Puis que je me sens animé pour exprimer les préjugés des Vendéens sur la médecine, je vais continuer et en achever le tableau.

Chaque jour, à la campagne, le médecin éclairé et dévoué au succès de ses méthodes curatives éprouve des difficultés et des obstacles invincibles dans l'exercice honorable de son art; il arrive fréquemment que nos prescriptions ne sont pas suivies; le cas morbide exige-t-il nécessairement un remède? les parens ne l'emploient pas, par ce qu'ils le jugent nuisible ou inopportun; toutes les commères du village arrivent et donnent leur opinion. Si de pareilles consultations ne s'opposaient pas à l'emploi des médicamens salutaires, on devrait en rire; malheureusement dans les circonstances les plus graves, le bavardage féminin empêche d'exécuter les vues les plus sages du praticien observateur. Les remèdes sont-ils jugés utiles? le malade va-t-il mieux? il n'est plus nécessaire d'avoir un homme de l'art; les personnes de la maison et la doyenne des commères suffiront pour gouverner très-bien le convalescent et le conduire à la santé.

Qu'il est malheureux pour les malades et l'honneur médical de voir autant de présomption et de faux jugemens parmi le peuple! Rien n'est plus difficile que de bien fixer la nourriture qui convient à la suite d'une affection qui a mis la vie en péril. Aussi voyons-nous chaque jour des rechûtes plus dangereuses que la première maladie, parceque les forces épuisées par le travail morbide qui a précédé ont beaucoup de peine à résister ou succombent au second. On a beau avertir les paysans, même les plus aisés, sur la nécessité de revoir le malade pour compléter sa guérison et la rendre parfaite; tous ces conseils ne leur paraissent donnés que par l'intérêt d'une visite ou d'un médicament, dont je ne serai jamais jaloux, et que je n'aime à employer ou à faire, que lorsque l'état maladif l'exige. « Nous irons vous » chercher si ça va plus mal, ne vous donnez pas la peine » de vous déranger, avant qu'on vous en donne des nou» velles; nous ne sommes pas bien riches, et vous faites » payer vos tours bien cher ». Voilà la manière dont on a coutume de nous remercier dès la première ou seconde visite; il est assez rare qu'on retourne trois fois de suite « Ah mon Dieu! s'écrient-ils, que de visites? cette maladie nous ruinera ». Tel est le langage que j'entends bien souvent. Reviennent-ils réclamer mon ministère? il faut de suite monter à cheval, parceque le malade est comme agonisant. « Qu'est-il donc » arrivé depuis que je l'ai vu, dis-je au commissionnaire?— » il allait beaucoup mieux depuis votre dernière visite, il y » a huit ou quinze jours, cela l'a pris tout d'un coup, a-t-il » coutume de répliquer; lorsque je suis parti, il ne parlait » plus, tout le monde criait dans la maison, il sera peut » être mort avant que je sois rendu; vîte, monsieur, je vous » en prie, il n'y a pas de temps à perdre, cela presse, il faut » que je vous emmène ». Je pars, j'arrive au logis; les parens, avec les yeux larmoyans, accourent, se pressent autour de moi. — Ma femme ou mon père est bien perdu où il en est rendu. En effet, fréquemment le malade se trouve dans les derniers momens, avec la tête couverte d'un chat ou d'un poulet, pour attirer au dehors la punaisie qui l'a frappé. Bien loin d'avoir ce qu'on nomme vulgairement une pechte, c'est tout simplement une indigestion très-grave, ou bien un refroidissement subit qui, en saisissant le corps exposé aux intempéries pluvieuses et glaciales de l'air, a porté le sang sur le cerveau ou sur les poumons, arrêté les crachats, s'il y avait catarrhe ou péripneumonie. Cet accident est des plus communs; bien des personnes sont victimes d'une pareille imprudence. Si le peuple Vendéen est en général fort interressé pour la conservation de ses jours, il n'a pas ces sentimens pour la vie de ses animaux les plus utiles; sont-ils malades, tels que le frère du sanglier, qui doit lui servir de bœuf après le carême, ou la vache si aimée et bien soignée, pour qu'elle fournisse des sucs si doux, dont une partie est propre à assaisonner les alimens? aussitôt on court chez le traiteur, même le plus éloigné; les pleurs coulent; si la maladie est sérieuse, les médicamens ne sont jamais trop chers; on supplie à mains jointes le vétérinaire de retourner, de ne pas manquer d'une minute, parceque le mal pourrait empirer pendant son absence; les pas du traiteur ne sont pas comptés comme ceux du médecin humain, plus il revient de fois, plus on est content. Si l'animal fût mort, la maison eût été perdue sans ressource et se fût trouvée sans pain, sans moyen d'existence. Le père, la mère, les enfans, meurent-ils? la désolation n'est que passagère; à l'église, au cimetière, on pousse des sanglots, on pleure beaucoup le jour des funérailles. Le lendemain on retourne aux travaux ordinaires, et l'on a bientôt oublié la perte que l'on vient de faire, puisque le bon Dieu l'a voulu. Il faut l'avouer, cette idée de fatalisme console promptement les habitans de la campagne, et cicatrise en peu de jours les blessures du cœur. Que faire à la mort, disent-ils, rien du tout? lorsque le bout est venu, il faut

10

partir; les médecins n'y font rien et ne gagnent que de l'argent; s'ils sont utiles quelque fois, c'est pour prolonger le mal et vider notre bourse. Lorsque le malade n'est pas destiné à mourir, il guérira bien sans eux; s'il doit périr, tous les remèdes ne l'empêcheront pas, ainsi il vaut beaucoup mieux l'abandonner aux forces de la nature, qui ne coûtent rien, et ne demandent que du pain et du bouillon gras. Telles sont réellement les croyances populaires de ce pays sur les maladies humaines; l'exercice de l'art devient très souvent insupportable et très-peu instructif, à cause de l'impossibilité où l'on se trouve de suivre le cours naturel des affections morbides, de varier la thérapeutique d'après les indications si contraires qui se présentent et se succèdent avec tant de promptitude. En écrivant ces pages qui peignent l'égoïsme révoltant des masses paysannes, j'éprouve une peine bien vive. Cependant j'ai cru utile de faire connaître l'insouciance des habitans de nos campagnes sur leur existence.

Ayant parcouru une course aussi longue, ne serait-il pas temps d'atteindre la borne ou de finir cet écrit? N'est-il pas douloureux de voir que chez une nation regardée comme la plus policée de l'univers, les différens gouvernemens qui ont tenu dans leurs mains les destinées de notre belle patrie aient jusqu'à ce jour fermé les yeux sur les abus si préjudiciables de l'audacieux charlatanisme ambulant et de la stupide uromancie populaire, qui sont les deux lèpres les plus invétérées et les plus rongeantes du corps social (1)? En-

(1) Comment se fait-il qu'à une époque où la civilisation est si avancée, et qu'elle a pour but l'amélioration du bien être physique et moral des hommes, on souffre des individus avec le titre d'officiers de santé ou de docteurs, parcourir de la manière la plus effrontée les rues des villes et des villages, pour duper et empoisonner impunément le peuple? Un pareil vagabondage, sous des couleurs médicales, ne tend-il pas à plonger le premier des arts de la société dans l'avilissement le plus profond? N'est il pas déplorable de voir que les gouvernemens souffrent un abus aussi dangereux à la

qualité de médecin voué à la félicité de mes semblables et à la gloire du plus beau, du plus noble, du plus utile, du plus vaste, du plus difficile et du plus philosophique de tous les arts que notre intelligence puisse cultiver, demeurerais-je insensible à une indifférence aussi coupable et aussi manifeste pour la vie des hommes?..... non. Mon âme est trop pénétrée du sentiment d'humanité pour ne pas s'abandonner à ses inspirations.

Jusques à quand les lois destinées à la conservation de l'espèce humaine seront-elles oubliées ou méprisées par les autorités judiciaires et administratives? Cependant chaque jour la bonne pratique des uromantes enlève à la société une foule de ses membres qui cultivent et fécondent le sol pour augmenter la prospérité du pays. N'y a-t-il pas des preuves authentiques et nombreuses de l'exercice très répandu de la médecine par des individus dont tout le mérite consiste à égarer la raison du peuple, à l'abrutir et à abréger le cours de son existence par les remèdes les plus ridicules ou les plus pernicieux? L'événement si récent et si attendrissant dont le bourg de Saint-Cyr vient d'être le théâtre ne doit-il pas enfin fixer l'attention des autorités départementales, afin qu'à l'avenir les gens de la campagne s'adressent à des médecins instruits qui, par les ressources bien appliquées de leur art, sont comme certains d'étouffer, dès son origine, une maladie aussi terrible que la rage?

Puisse ma voix médicale retentir dans les parquets! Puisse-t-elle contribuer à arrêter tant de malheurs qui plongent les familles dans la misère, par la perte d'un père, unique sou-

---

multitude ignorante et à l'honneur médical? Bien loin de ravaler et de rabaisser la médecine, ne devraient-ils pas la relever et la rendre respectable aux yeux du public? Il n'y a aucun médecin éclairé et philantrope, qui ne gémisse vivement sur l'indifférence de ceux qui, placés à la tête du corps social, sont destinés à protéger sa conservation, à favoriser la splendeur des sciences, et à rendre leur exercice honorable.

tien de nombreux enfans, ou par le trépas d'un fils dont les bras vigoureux soutenaient la vie des auteurs de ses jours, qui, courbés sous le poids de la vieillesse, ne peuvent plus satisfaire à leurs premiers besoins! Que d'individus moissonnés à la fleur des ans, que de mères ensevelies dans le drap funéraire, enfin que de personnes de tout âge, de tout sexe, envoyées rapidement sur les bords du Styx, par les conseils et les médicamens que donnent des hommes les plus grossiers et les plus ineptes! A quoi bon citer les victimes de l'empirisme vulgaire, lorsque des faits quotidiens viennent confirmer une vérité aussi déplorable?

O Vendée, mon pays natal! quand sortiras-tu donc de l'ignorance si profonde où tu es encore plongée? Quand est-ce que le flambeau d'une sage civilisation luira sur l'esprit de tes enfans qui peuplent les plaines, les marais, et les bocages si étendus de ton territoire? Aujoud'hui, de toutes parts, se tracent et s'ouvrent des routes pour accroître tes richesses commerciales, et empêcher à jamais le retour de cette guerre civile qui, il y a quarante ans, abreuva tes sillons du sang français. Ministres de cette religion chrétienne qui dissipa les ténèbres du paganisme, et arracha le genre humain aux fers de la servitude, il ne tient qu'à vous de chasser ces nuages épais qui enveloppent les facultés intellectuelles des habitans de nos campagnes; du haut de la chaire évangélique, et même dans le sein des tribunaux de la pénitence, ne devez-vous pas faire connaître à vos brebis les pâturages empoisonnés dont elles peuvent se nourrir? Oui, c'est à vous qu'il est surtout réservé de détruire, par la haute influence de votre ministère sacré, la crédulité populaire dans les devins de village; en agissant ainsi vous mériterez l'estime, l'amour, la reconnaissance et l'admiration de la société toute entière.

NOTES SUR CET ÉCRIT.

Première note.

Je me sers ici du mot élément pour combattre cette expression introduite pour la première fois par Barthez dans la pathologie; depuis long-temps je l'ai regardée non seulement comme inutile, mais encore comme déplacée pour peindre un état morbide. Ce terme a été emprunté à la langue chimique, ou bien au système d'Empédocle, philosophe grec, qui pensait que tous les corps que nous présente le spectacle admirable de l'univers, n'étaient formés que par le mélange des quatre élémens, la terre, l'air, le feu, l'eau, qu'il regardait comme principes primordiaux et simples. Les progrès tout-à-fait prodigieux de la chimie, depuis l'immortel et infortuné Lavoisier, ont prouvé que tous ces élémens n'étaient que des corps composés. Aussi le nombre des élémens chimiques qui servent à la composition et à l'organisation de tous les êtres a-t-il beaucoup augmenté. Par élément morbide Barthez voulait exprimer un groupe de symptômes qui constituent une maladie particulière, et fournissent un sujet d'indication. Par exemple, la face rouge, allumée, le pouls fort, plein, dur, la céphalalgie, une soif vive, une chaleur halitueuse, caractérisent la fièvre appelée angioténique par Pinel. L'ensemble des symptômes était représenté par le mot élément fébril inflammatoire; je l'avoue, cette expression ne m'a jamais plu, parcequ'elle ne peint pas l'état de souffrance des malades. Le mot affection me paraît bien plus juste, plus physiologique et plus clinique, parcequ'il exprime un trouble ou un dérangement dans nos fonctions organiques et morales. Bérard, médecin du plus haut mérite, que des travaux intellectuels trop continus ont enlevé à la science au midi des années, Bérard, dis-je, si connu par sa doctrine médicale de Montpellier, ses rapports du physique et du moral de l'homme (1), et qui travaillait à l'amélioration ainsi qu'au perfectionnement des doctrines et du langage de la nouvelle Cos, avait conservé le mot élément dans la pathologie, sans doute à cause de l'excellent article qu'il avait écrit sur ce sujet, dans le grand dictionnaire des sciences médicales. Quelque soit le respect que j'ai toujours professé pour un médecin si jeune et si illustre, je suis d'avis que l'école Languedocienne raye ou efface, de ses ouvrages, le mot élément, qui convient beaucoup mieux à la chimie qu'à l'étude et à l'observation des maladies humaines. Comme l'a très-bien dit Condillac, le progrès des sciences dépend d'une langue bien faite; d'ailleurs le changement de ce terme n'influe en rien sur la solidité et l'éclat de nos doctrines médicales; à Montpellier nous ne tenons pas à de vains mots, mais aux principes fondamentaux de la physiologie, de la pathologie et de la thérapeutique.

Deuxième Note.

Il est difficile de croire que le grand observateur de Cos n'ait pas connu une maladie aussi redoutable et aussi affreuse qui a dû exister de son temps. Xénophon, dans son histoire de l'immortelle retraite, comparait ses soldats à des chiens enragés; Aristote, qui parut peu de temps après Hippocrate sur l'horizon des sciences, parle de la rage canine Il paraît même, d'après les anciens historiens, que l'île de Crète était trés renommée par la facilité avec laquelle les chiens étaient atteints de l'affection rabique. N'est-il pas probable que ce

(1) Sa doctrine des rapports du physique et du moral de l'homme doit se trouver dans la bibliothèque de tous les physiologistes, et de tous les professeurs de philosophie. Il a le premier bien tracé les limites et les grandes liaisons qui existent entre la physiologie et la métaphysique, que des médecins matérialistes, ou des philosophes purement spiritualistes, avaient confondues. Cet ouvrage honore beaucoup la nouvelle école du Midi.

que le père de la médecine a pu écrire sur une pareille maladie, s'est perdu au milieu des guerres continuelles qui bouleversèrent la Grèce, du temps de l'invasion des Perses, des rivalités de Sparte et d'Athènes, des règnes d'Alexandre, de Philippe, et lors de la domination Romaine.

S'il est vrai qu'Hippocrate n'en a jamais parlé dans ses écrits, il n'y a aucun doute qu'il n'avait pas eu l'occasion de l'observer dans les contrées qu'il parcourut pour étudier les constitutions épidémiques. Il est certain que plusieurs de ses ouvrages ont disparu au milieu du cours des siècles. Lorsque les Ptolémé, fondateurs de la fameuse bibliothèque d'Alexandrie, voulurent recueillir ses œuvres, on eut beaucoup de peine à trouver celles qui lui appartenaient véritablement. Plusieurs livres apocryphes en firent partie, comme on le voit encore dans l'édition qu'en a donnée Foës.

Troisième Note.

Il semble que notre siècle est réservé aux réformes religieuses; de nos jours, à l'exemple du fougueux moine allemand, l'abbé Chatel a levé l'étendard de la rébellion, et s'est séparé de l'église romaine pour placer sur sa tête la thiare de primat des Gaules. Quoique j'aye toujours pensé qu'il ne fallait jamais tourmenter la conscience des hommes pour opinion en matière de religion, pas plus qu'en autre chose, et les laisser libres dans leurs sentimens, pourvu que leurs actes ne compromettent pas l'ordre et la paix publiques, je vois avec peine ce débordement de sectes novatrices des antiques principes religieux; elles ne sont propres qu'à porter la division dans la société, et à y allumer plus tard le brandon si brûlant des dissentions intestines qui couvrirent le sol français de ruines et de sang, du temps des Albigeois, sous la ligue, et lors de la révocation si impolitique et si fatale de l'édit de Nantes, qui sera toujours une grande tache sur la mémoire de Louis XIV. Les croyances en religion sont souvent accompagnées d'un fanatisme qui porte aux plus grands excès, et qui entretient parmi les habitans d'un pays des discordes et des haines perpétuelles, comme on le voit encore dans les régions méridionales.

En France les cultes sont bien assez variés sans que de nouveaux veuillent renverser, par des fleuves de sang, ceux qui sont établis depuis si longtemps. L'histoire de l'établissement du christianisme ne nous présente-t-elle pas que des pages ensanglantées? Il faut espérer que le clergé catholique qui professa sous la restauration des idées rétrogrades en fait de civilisation et de gouvernement libéral sentira la nécessité de marcher avec les lumières actuelles qui s'étendent de plus en plus dans toutes les classes sociales, et adoptera avec un dévoûment sincère les lois constitutionnelles qui seules peuvent, à notre époque, consolider la tranquillité et assurer la prospérité de notre chère et glorieuse patrie. J'aime à le croire, les vieilles rancunes des ministres de la religion contre la propagation de l'instruction populaire et les libertés nationales finiront dans peu de temps par s'éteindre. C'est le moyen le plus sûr, et même le seul, pour faire respecter, honorer leurs dogmes, et leur assurer la suprématie sur les autres cultes. S'ils persistaient à résister au torrent de l'opinion publique, qui a été et sera toujours la reine du monde, ils hâteraient eux-mêmes la décadence de la foi qu'ils enseignent, pour voir de nouveaux autels s'élever sur les débris du catholicisme romain.

Le saint-simonisme. qui proclame l'abolition des sentimens les plus chers à l'homme, tels que l'amour paternel et l'attachement à la propriété, qui est le fruit de son génie, de son industrie, ou qu'il a reçu en héritage de ses pères, cherche à répandre ses principes destructeurs de tout ordre social, dans les classes ouvrières, aujourd'hui si nombreuses, et dont la fortune ne réside que dans l'activité des bras. Il est bien à craindre que le principe d'une égalité impossible d'après les lois immuables de la nature ne fasse des progrès effrayans dans l'esprit des masses pauvres et ignorantes des villes. Si une pareille doctrine, plus politique que religieuse, était embrassée avec ferveur par le peuple des grandes cités, comme Paris, Marseille, Lyon, Bordeaux, etc., etc., l'édifice de la société serait promptement bouleversé dans ses fondemens, pour n'offrir partout que des monceaux de cendres et de cadavres. Il est bien à désirer que les chefs d'ateliers, les négocians, si intéressés à l'anéantissement d'un pareil système anti-naturel et anti-social, aient assez d'influence pour en détourner les artisans dont ils dirigent les travaux et soutiennent la pénible existence.

Quatrième Note.

M. Fages fut l'un des chirurgiens les plus savans de notre siècle; sans éducation première, il s'éleva à la chaire de médecine opératoire, par son seul génie, et à la suite de deux concours très-remarquables, surtout le premier, où il eut à lutter contre le célèbre Maunoir de Genève et le fameux Delpech qui, par une élocution des plus rapides, et une adresse rare dans les opérations, parvint à remporter la palme professorale dont il se montra si digne par ses grands talens dans l'enseignement, et la hardiesse de ses cures chirurgicales. Malgré son langage tout gascon, il était fort agréable de l'entendre; sa tête n'était qu'une vaste bibliothèque vivante; doué d'une mémoire des plus heureuses, il citait dans ses leçons, sans aucune note sous les yeux, tous les auteurs tant français qu'étrangers, surtout anglais, qui avaient écrit sur la maladie dont il entretenait ses auditeurs. Quoique doué d'une très-petite stature, il avait une voix sonore, très-claire, qui frappait ceux qui l'écoutaient. Son cours, comme celui du digne disciple de Barthez, M. Lordat, était suivi avec une ardeur difficile à décrire, puisqu'il arrivait que l'amphithéâtre, qui cependant est très spacieux, était comme insuffisant pour contenir les élèves et les étrangers curieux d'entendre un homme aussi savant, et parlant avec facilité. Quoiqu'il n'eût pas fait d'études premières, d'après ce qui me fut dit dans le temps, je ne me rappelle pas qu'il fît beaucoup de fautes dans le langage français. Plein de génie, il s'était formé lui-même, et dans un âge avancé était parvenu à apprendre le latin de manière à lire les auteurs écrits dans cette langue. Tant que je vivrai, je n'oublierai jamais un maître aussi érudit, aussi profond, aussi judicieux et aussi dévoué à l'instruction de ses disciples qu'a la gloire de l'école dont il était l'un des plus beaux ornemens. Puisse son successeur marcher sur ses traces et le remplacer dignement! La faculté pourra se flatter de posséder un homme tout-à-fait recommandable dans l'enseignement. M. Fages n'a rien écrit; c'est un véritable malheur pour la science chirurgicale. Je crois que M. Fages paya le tribut à la nature en 1824. « Illustre professeur, après une carrière aussi laborieuse » et aussi honorable, puisses-tu jouir du bonheur céleste » que tu as si bien mérité par tes vertus sur la terre! Puisse » ton portrait, suspendu dans l'intérieur des salles de l'école, » allumer une bouillante émulation dans l'esprit des élèves » qui fixeront tes traits! Tu n'es plus...... mais tes anciens » disciples ne t'oublieront jamais; je t'ai connu, je t'ai en» tendu; ta mémoire demeurera imprimée dans mon âme » jusqu'à mon dernier soupir et le sentiment de la recon» naissance ne cessera de faire battre mon cœur ».

Cinquième Note.

Feu M. Bardin fut l'un des disciples les plus distingués de l'ancienne université de Montpellier; pendant l'hiver de 1772 à 1773, étant encore étudiant, il fit dans la faculté, d'après l'autorisation latine de Lamure, que j'ai sous les yeux, avec le costume doctoral et au son de la cloche, des leçons publiques sur les inflammations (*de inflammationibus*), qui furent très-suivies. Ce cours ne se trouve pas dans ses manuscrits, dont une grande partie s'est perdue, ainsi que ses livres de médecine, au milieu des bouleversemens politiques qui désolèrent la Vendée dans notre première révolution; heureusement il me reste encore écrits de sa propre main deux cours très-remarquables, l'un sur les maladies des femmes, et l'autre sur les fièvres qu'a dû suivre Grimaud, qui entra à l'école en 1772; il y a des rapports frappans entre les idées de feu mon aïeul maternel et celles du digne successeur du grand Barthez. Ces deux ouvrages se trouvent aujourd'hui très-incomplets par les ravages du temps. M. Bardin, dépourvu de moyens pécuniaires, se vit obligé de quitter l'école où ses talens s'étaient fait connaître de la manière la plus brillante, pour venir passer le reste de sa vie dans le petit village de Curzon, d'où sa réputation s'étendit peu à peu dans tout le bas Poitou, et bien au-delà, puisque les personnages les plus marquans des départemens limithrophes venaient le consulter pour le traitement des maladies chroniques.

J'aime à croire que sans les malheurs de la guerre civile qui se firent principalement sentir dans notre département feu mon aïeul maternel eût laissé des mémoires intéressans sur la médecine pratique.

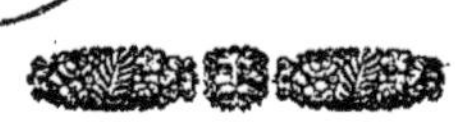

www.ingramcontent.com/pod-product-compliance
Ingram Content Group UK Ltd.
Pitfield, Milton Keynes, MK11 3LW, UK
UKHW012055240726
13965UKWH00004B/1299